E. Leyden, M. Jastrowitz

Beiträge zur Lehre von der Localisation im Gehirn

Und über deren praktische Verwertung

E. Leyden, M. Jastrowitz

Beiträge zur Lehre von der Localisation im Gehirn
Und über deren praktische Verwertung

ISBN/EAN: 9783743468566

Hergestellt in Europa, USA, Kanada, Australien, Japan

Cover: Foto ©berggeist007 / pixelio.de

Weitere Bücher finden Sie auf **www.hansebooks.com**

Beiträge zur Lehre

von der

Localisation im Gehirn

und über deren

praktische Verwerthung.

Von

Prof. Dr. E. Leyden,
Geh. Medicinalrath und Director der I. med. Klinik
der Universität Berlin.

und

Dr. M. Jastrowitz,
Chefarzt der Maison de santé in Schöneberg bei Berlin.

Aus den Verhandlungen des Vereins für innere Medicin in Berlin.

Leipzig und **Berlin.**
Verlag von Georg Thieme.
1888.

Zur Lehre von der Localisation im Gehirn.

I.

Professor Dr. E. Leyden.

Meine Herren! Der Vortrag, welchen ich in Gemeinschaft mit Herrn Collegen Jastrowitz angezeigt habe, befindet sich, wie Sie sich entsinnen werden, schon längere Zeit auf der Tagesordnung unseres Vereins. Die Verzögerung ist dadurch begründet, dass diese interessante Frage in derselben Zeit, als wir sie in unserem Verein zur Sprache bringen wollten, zu einem Referat des VI. Congresses für innere Medicin in Wiesbaden bestimmt wurde. Wir geriethen dadurch gleichsam in Collision mit dem Congress und haben, da überdies für die Sitzungen im Vereine eine Fülle von Material vorlag, das, was wir vorzubringen gedachten, auf eine spätere Zeit verschoben. Auf dem Congress ist die Frage, und zwar vom Standpunkte der Klinik durch zwei ausgezeichnete Referate beleuchtet worden, an welche sich eine fruchtbare Discussion anschloss. Dennoch haben wir nicht darauf verzichten wollen, denselben Gegenstand in unserem Verein zur Sprache zu bringen, weil wir glaubten, dass derselbe sich für einen Verein, wie der unserige, ganz besonders eigne, dann aber haben wir auch noch eine besondere Berechtigung, auf diese Frage einzugehen, da von Berlin aus durch die bekannte Entdeckung von Fritsch und Hitzig die Frage der Hirnlocalisation in Fluss gebracht wurde, und auch in unserem Verein bereits vor einigen Jahren Herr Fritsch selbst seine eigenen Untersuchungen zum Gegenstand eines Vortrages gemacht hat.

Wie Ihnen bekannt, hat man vor noch nicht viel mehr als $1^1/_2$ Decennien die Hirnrinde als ein Feld von physiologisch gleichwerthiger Bedeutung angesehen. Diese Anschauung, welche Flourens vertreten hatte, war die herrschende. Von einer Localisation in dem heutigen Sinne war keine Rede. Zwar hatten schon im Anfange dieses Jahrhunderts Gall und Spurzheim ein Schema der Hirnorganisation aufgestellt, welches der Localisationslehre entspricht, aber diese Lehre, welche in die Phrenologie ausartete, hatte sich durch Willkürlichkeit und Täuschung um allen Credit gebracht. Als nun im Anfang der 60er Jahre Broca seine fundamentalen Beobachtungen über die Localisation des Sprachvermögens (der Aphasie) machte, war man zunächst noch weit entfernt, hierin den Sturz der Flourens'schen Anschauung zu sehen. Erst als Hitzig und Fritsch im Jahre 1870 ihre wohlbekannten Entdeckungen veröffentlichten, kam das Problem der Localisation, d. h. der Localisation in der Hirnrinde, in lebhaften Fluss.

Diese Forscher lieferten 1870, zuerst durch elektrische Beobachtungen am Menschen, dann durch experimentelle Untersuchungen an Thieren den Nachweis, dass von der Hirnrinde aus Bewegungen in den Extremitäten, und durch Exstirpation gewisser Partieen der Rinde motorische Lähmungen erzeugt werden können. Hieran knüpften sich die bekannten experimentellen Untersuchungen von H. Munk, von Goltz, von Exner und vielen Anderen. Man wies eine grosse Anzahl von Rindencentren nach, welche in den beiden die Centralfurche umgebenden (vorderen und hinteren) Centralwindungen gelegen sind. Indessen sind doch die Resultate der experimentellen Untersuchungen nicht durchweg übereinstimmende gewesen. Es kam vielmehr zu schroffen Widersprüchen, welche zwar auf der vorjährigen Naturforscher-Versammlung zu Berlin einigermaassen gemässigt, aber doch nicht ausgeglichen sind. Wie stellt sich nun die Klinik zu dieser Frage? Zwar wurden die in der Literatur niedergelegten pathologischen Erfahrungen bereits bei den physiologischen Discussionen verwerthet, indessen, abgesehen hiervon, hat die Klinik das Recht, selbstständig ihren Standpunkt einzunehmen, wie dies bereits auf dem VI. Congress für innere Medicin geschehen ist. Es kann nicht zweifelhaft sein, dass die Pathologie mit ihren Beobachtungen am Menschen ein wichtiges Wort in dieser Frage mitzusprechen hat. Wenn es auch grosse Schwierigkeiten macht, die einzelnen Beobachtungen kritisch zu verwerthen, so steht diesem Mangel gegenüber der grosse Vortheil, dass die Pathologie an dem edelsten, ja in dieser Frage allein maassgebenden Material, dem Menschengehirn, arbeitet. Der Schwerpunkt der Frage liegt ohne Zweifel in dem Problem von der Organisation des Menschengehirns und der menschlichen Seele. Das Interesse der Klinik beschränkt sich freilich nicht hierauf, auch praktische Fragen knüpfen sich daran. Die Diagnostik der Hirnkrankheiten hat ein lebhaftes Interesse an der Localisationslehre, und viele Fragen der Therapie hängen von der richtigen Localdiagnose ab, insbesondere der neueste Trieb der internen Chirurgie, die Hirnchirurgie, über deren Stand, wie ich hoffe, Herr Jastrowitz einige anregende Bemerkungen geben wird.

Indem wir Ihnen einige Beobachtungen von Hirnlocalisation vorlegen wollen, müssen wir doch bemerken, dass Berlin bisher in dieser Beziehung nicht ganz müssig gewesen ist. Ich erinnere an die Arbeiten von C. Westphal und seinen Schülern, an Arbeiten von Herrn Jastrowitz selbst, sodann an einige Beobachtungen aus dem städtischen Krankenhause, welche Dr. Günther gesammelt und in der Zeitschrift für klinische Medicin veröffentlicht hat; endlich an das zusammenfassende Werk von J. Wernicke. Trotz dieser Beiträge sind weitere Mittheilungen sehr wünschenswerth, und wir möchten zu solchen hiermit anregen. Bei der grossen Zersplitterung des Krankenmaterials in Berlin ist nur durch Zusammentragen von vielen Seiten ein solcher Reichthum zu erzielen, wie er der Grösse unserer Stadt entspricht.

Das Ergebniss der bisher vorliegenden klinischen Thatsachen hat unzweifelhaft zu Gunsten der Localisationslehre entschieden, und auch die neuen Beobachtungen, welche wir Ihnen vorzulegen haben, sprechen in demselben Sinne. Ich zögere daher nicht, den Satz, welchen mein verehrter Freund, Prof. Nothnagel, in seinem Referat aufstellte, aus voller Ueberzeugung zu unterschreiben: „Die fundamentale Frage" sagt er, „ob überhaupt auf Grund der pathologischen Beobachtungen eine Localisation in der Hirnrinde anzunehmen sei, ist für das menschliche Gehirn principiell entschieden — sie muss mit einem bündigen „Ja" beantwortet werden. Entschieden ist sie seit Broca's unvergänglicher Beobachtung."

Die Gesammtheit der klinischen Erfahrungen über die Localisation in der Hirnrinde lässt sich am besten in drei Gruppen ordnen, an welche ich meine eigenen Beobachtungen anschliessen will.

1. Als erste Gruppe nenne ich die aphasischen Störungen. Broca wies in seinen denkwürdigen Beobachtungen nach, dass ein sehr kleiner Erkrankungsherd in der 3. Stirnwindung (Insellappen) und zwar fast ausschliesslich der linken Seite — das Sprachvermögen zu vernichten vermag. Hier in den Broca'schen Lappen ist also das Centrum des Sprachvermögens zu verlegen.

Spätere Studien, welche die centralen Sprachstörungen eingehender analysirten, erkannten in ihnen eine grosse Mannichfaltigkeit. Wernicke unterschied zuerst am schärfsten zwei Formen der Aphasie, welche auch einen verschiedenen Sitz d. h. ein verschiedenes Centrum zu haben scheinen. Die erste Form, die motorische oder atactische Aphasie hat ihr Centrum in der Rinde des Broca'schen Lappens. Die zweite Form, sensorische oder amnestische Aphasie (auch als Worttaubheit bezeichnet), verlegt Wernicke hinter die Centralfurche in den Schläfenlappen. Nun bleibt noch eine Reihe von weniger scharf charakterisirten Fällen übrig, welche noch ein drittes Centrum erkennen lassen; dasselbe befindet sich am Uebergange zum Occipitallappen und hat vielleicht Beziehungen zum Gesichtssinne (Wortblindheit). Herr Naunyn hat seinem Referat über die Aphasie zwei sehr sorgfältige Karten beigegeben, welche die Lage und das Verhältniss jener drei Sprachcentren zu veranschaulichen geeignet sind.

Die klinische Erfahrung hat verhältnissmässig reichlich Gelegenheit, die Aphasie in ihren verschiedenen Formen und Uebergängen zu beobachten. Indessen sind gerade diese Fälle auch im Allgemeinen wohl bekannt, so dass ich auf die Ausführung einzelner

Krankheitsfälle verzichte. Ich erinnere nur an einen Fall, den Herr A. Fraenkel vor nicht langer Zeit in der ersten medicinischen Klinik beobachtet und publicirt hat: Es war ein Fall von sehr ausgeprägter, fast rein motorischer Aphasie (mit Hemiplegie); p. m. fand sich ein wallnussgrosser tuberculöser Abscess an der klassischen Stelle des Hirns vor.

2. Die zweite Gruppe bildet die Localisation der Sinnesfunctionen, vornehmlich des Gesichtssinnes.[1]) Diese Frage hat, wie Sie sich entsinnen, bei den physiologischen Experimenten zu lebhafter Discussion geführt. Die pathologischen Beobachtungen entscheiden für die Localisation des Gesichtssinnes im Occipitallappen.

Die häufigste Sehstörung, welche man bei derartigen centralen Rindenerkrankungen beobachtet, ist die homonyme bilaterale Hemianopsie. Ist die Hirnerkrankung doppelseitig, so kann völlige Blindheit folgen. Ausser der Hemianopsie unterscheidet man noch eine eigenthümliche Sinnesstörung, welche man als Seelenblindheit bezeichnet. Der Patient vermag mit der afficirten Netzhautstelle zwar Sinneseindrücke zu empfangen, aber nicht sie zu verwerthen; er sieht, aber er erkennt nicht. Nothnagel neigt sich zu der Ansicht, dass das Centrum für die Seelenblindheit nicht mit dem der Hemianopsie zusammenfalle, sondern über ihm gelegen sei.

Ich kann Ihnen aus meiner eigenen Erfahrung einen Fall jener Localisation des Gesichtssinnes im Occipitallappen vortragen und denselben mit Zeichnungen belegen.

Karl Bitzkowsky, Silberarbeiter, 65 Jahre. Aufgenommen am 28. Mai 1886; gestorben am 18. Juli 1886. Hemiplegia sinistra. Hemianopsie.

Anamnese am 29. Mai 1886: Die Eltern des Patienten sind todt, der Vater ist an galloppirender Schwindsucht, die Mutter an Brustwassersucht gestorben. In seiner Jugend hat Patient Windpocken und Scharlach gehabt und in Folge des letzteren das Gehör verloren. Dann bestand er, 19 Jahre alt, die Pocken. Im 22. Lebensjahre acquirirte er ein Ulcus, später will er, abgesehen von häufigen Kopfschmerzen, stets gesund gewesen sein. Nervenkrankheiten sind in seiner Familie nicht vorgekommen. Er war verheirathet; die Frau starb 1884 an der Schwindsucht; die Ehe war kinderlos. Potatorium wird zugegeben: er hat täglich für 15 Pfennig Kornkümmel consumirt.

Die jetzige Erkrankung begann nach den Angaben seiner Angehörigen am 3. Januar d. J. An diesem Tage wurde er plötzlich bewusstlos, und es stellte sich eine Lähmung der linken Körperhälfte ein; die folgenden Tage blieb er benommen, erholte sich jedoch dann wieder, und auch die Lähmung ging soweit zurück, dass er, wenn auch mit nachschleifendem Fusse, allein gehen konnte. Die Sprache war nicht zerstört gewesen.

Ein zweiter Anfall, diesmal jedoch ohne Lähmungen, stellte sich dann im Februar ein: unter „Kopfkrämpfen", welche von Delirien und Sopor begleitet resp. gefolgt waren. Auch hiervon erholte sich der Patient bald wieder. Nicht so leicht jedoch verlief ein dritter, ähnlicher Anfall, bei welchem die

---

[1]) Aus der Kussmaul'schen Klinik ist auch eine Beobachtung zur Localisation des Gehörs publicirt: J. Kaufmann. Ein Fall von gekreuzter centraler Taubheit. Berl. klin. Wochenschr. 1886, No. 33.

Delirien in solcher Intensität auftraten, dass er nach der Charité auf die
Abtheilung von Herrn Prof. Westphal gebracht werden musste. Der Anfall hatte sich damals im Verlaufe einer Geburtstagsfeier, welcher der
Patient beiwohnte, eingestellt. Uebelkeit, welche auftrat, suchte er durch
den Genuss einer Flasche Selterwasser zu bekämpfen, doch bekam er danach
so heftiges Erbrechen, „dass ihm die Luft ausging". Hieran hatten sich
dann die Delirien angeschlossen.

In der Charité wurde constatirt, dass keinerlei Lähmungen vorhanden
waren, der Gang ohne Störung und auch die Sensibilität vollkommen intact
war. Die Prüfung mit dem Perimeter zeigte zur Evidenz, dass eine nicht
ganz complete Hemianopsia bilateralis homonyma sinistra bestand.[1]) Wenige
Tage darauf musste der Patient auf seinen dringenden Wunsch als gebessert
entlassen werden.

In der Nacht vom 26. zum 27. Mai delirirte Patient heftig; am Morgen
fanden ihn seine Angehörigen auf der linken Seite gelähmt und brachten
ihn nach der Königl. Charité, wo er in soporösem Zustande aufgenommen
wurde.

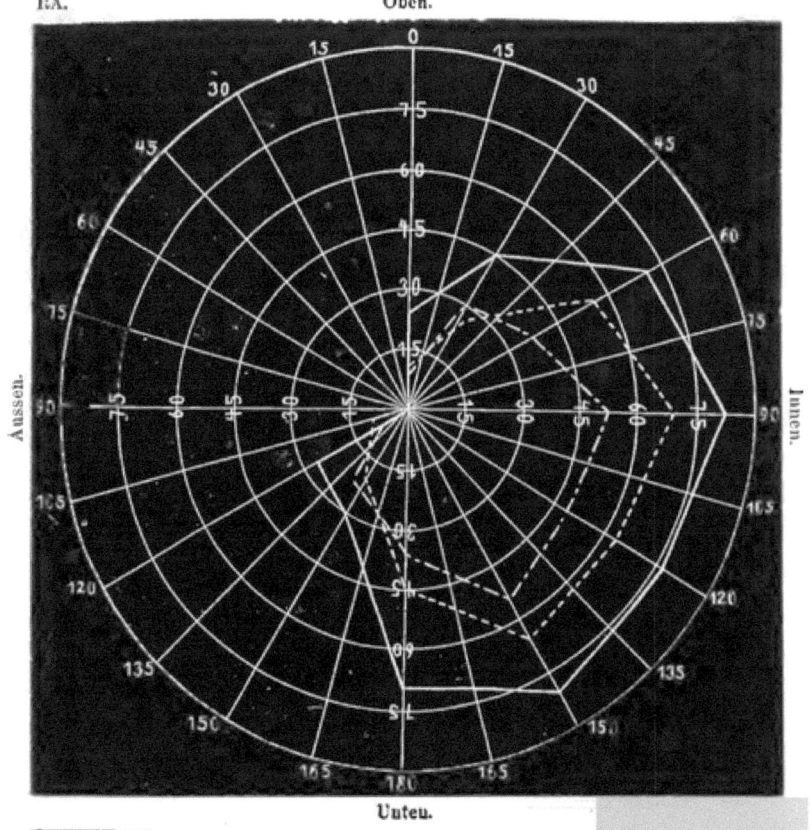

[1]) Die damals aufgenommene Zeichnung hatte Herr Professor Westphal
die Güte, mir für diese Publication zur Disposition zu stellen.

Status praesens am 29. Mai 1886: Patient. 65jähriger Mann, ist von grosser Statur, kräftigem Knochenbau, mässigem Fettpolster, verhältnissmässig starker Muskulatur. Er nimmt die active Rückenlage ein.

Gesicht blass, Facies decomposita. Die linke Nasolabialfurche weniger deutlich als die rechte.

Die Haut am übrigen Körper blass, trocken, die Temperatur kaum erhöht, 37,8. Puls 56 in der Minute, gleichmässig, ziemlich gespannt. Die Arterien geschlängelt, nicht rigide.

Respiration 18 in der Minute, zuweilen schnarchend, mit Andeutung des Cheyne-Stokes'schen Phänomens. Beim Exspirium werden die Wangen aufgeblasen.

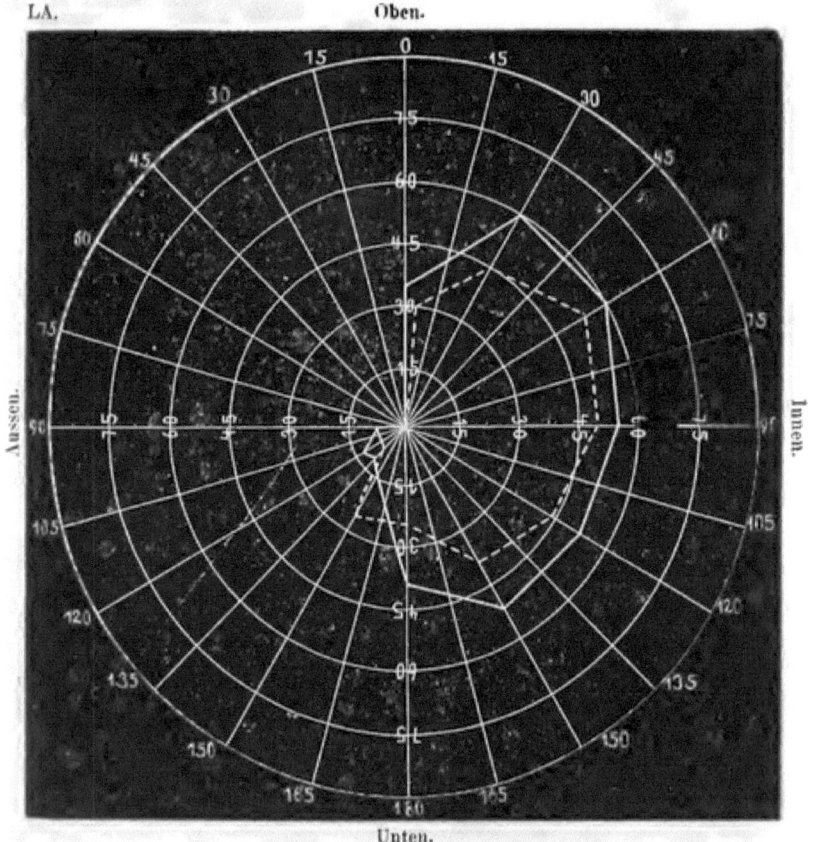

An der Innenseite des linken Kniees und an der Rückseite des rechten Oberschenkels sowie auf der Streckseite des rechten Ellenbogengelenkes sind Narben zu bemerken, auf dem Sternum, in der rechten Achselhöhle, auf dem Rücken befinden sich kleine Tumoren (Atherome).

Das Sensorium des Patienten ist stark benommen, alle Bemühungen, ihn zu sich zu bringen, bleiben erfolglos. Zuweilen hustet er auf, expectorirt jedoch nichts. Der linke Arm fällt, passiv erhoben, kraftlos herunter; er zeigt geringfügige Contracturen. Auch das linke Bein sinkt in gleicher Weise herab. Die Sensibilität scheint auf der ganzen linken Körperhälfte erloschen: Kniephänomen und Reflexe sind jedoch erhalten, nur werden die letzteren mit dem linken Beine schwächer ausgeführt als mit dem rechten. Bei Prüfung der Sensibilität auf der nicht gelähmten rechten Seite verzieht Patient bei Nadelstichen das Gesicht nach rechts, so dass die auf den ersten Blick nur wenig merkliche Facialislähmung nunmehr deutlich hervortritt.

Patient nimmt spontan keine Nahrung zu sich und muss mit der Schlundsonde gefüttert werden. Foetor ex ore. Die Zunge herauszustrecken ist er nicht zu bewegen. Stuhlgang und Urin lässt er unter sich, auch mit dem Katheter ist es nicht möglich. Urin für die Untersuchung zu gewinnen.

Herzstoss schwach, Herzdämpfung sehr klein. Herztöne dumpf, ohne Nebengeräusche.

29. Mai, Abends. Der comatöse Zustand hat sich insoweit geändert, als Patient mit geöffneten Augen daliegt und auf lautes Anrufen reagirt. Pupillen beiderseits gleich weit.

Die Zunge, dick grauweiss belegt, wird gerade hervorgestreckt.

30. Mai. Anhaltendes Coma mit lautem Stertor. Patient reagirt auf keinerlei Reize. Temperatur 38,2. Puls regelmässig. 76 in der Minute, bei ziemlich guter Spannung.

31. Mai. Temperatur 38,1. Puls 88. Ophthalmoskopisch wird eine mässige, aber deutliche Neuritis N. o. festgestellt.

1. Juni. Patient macht heute Morgen einen klareren Eindruck, reagirt auf Fragen, antwortet sogar. Er nimmt selbstständig einige Schluck Wein und schluckt gut; der Stertor hat bedeutend nachgelassen. Die Lähmungen unverändert. Stuhlgang retardirt.

Die Untersuchung des Gesichtsfeldes war bei dem benommenen Zustande des Patienten nicht möglich. Auch später wurde Patient nicht so weit frei, um eine sichere Untersuchung zuzulassen. —

2. Juni. Ausfluss aus dem linken Ohre.

Ordination: 2 Mal täglich je $^3/_4$ Liter Milch mit der Schlundsonde.
Ausspritzen des Ohres mit Aqua Plumbi.
Sol. Kal. jod. 1,0 : 120,0
Ungt. ciner. 4,0 täglich
2 Esslöffel Senna.

3. Juni. Patient ist bei Besinnung, er vermag den linken Arm und das linke Bein bis zu halber Höhe zu erheben und die Finger leicht zu bewegen. Stuhlgang retardirt. Eingiessung.

4. Juni. Palient schluckt selbstständig. Starker Foetor ex ore. Der Ausfluss aus dem Ohre sistirt, kein Stuhlgang.

5. Juni. Patient hat 2 Mal im Laufe des Tages Stuhl unter sich gelassen.

10. Juni. Allmählich fortschreitende Besserung, Patient isst regelmässig, lässt nichts mehr unter sich, die Beweglichkeit der gelähmten Glieder nimmt zu. Kein Fieber.

16. Juni. Patient verlässt zum ersten Male das Bett; er vermag mit Hülfe eines Stockes allein zu gehen. Subjectives Wohlbefinden.

Bisher sind 60 Gramm Unguentum cinereum in summa eingerieben worden; Ungt. cin. nunmehr ausgesetzt.

3. Juli. Fortdauernde Reconvalescenz, nur durch Husten ohne Auswurf gestört. Die bestehende Schwerhörigkeit hat sich in den letzten Tagen entschieden gesteigert.

6. Juli. Patient hustet ca. 120 Cubikcentimeter einer schmutziggelben, nicht putride riechenden Masse aus. Starker Foetor ex ore. Patient kommt wieder herunter, insbesondere nimmt die Schwerhörigkeit zu. Abendliche Temperatur 39,5, Puls 104.

Schall hinten am Thorax beiderseits gleich laut. Auf beiden Seiten zum Theil rauhes, zum Theil unbestimmtes Athmungsgeräusch, von Schnurren und Pfeifen begleitet. Von rechts ist in den oberen Partieen der Schall kürzer als links; protrahirtes Exspirium und spärliche, klingende Rasselgeräusche.

7. Juli. Temperatur 38,5, Puls 92. Sputum mehr putride riechend, enthält keine Tuberkelbacillen.

8. Juli. Temperatur Morgens 37,6, Abends 38,8. Gesicht stark verfallen. Patient klagt über knappe Luft.

14. Juli. Kein Fieber mehr. Starker Collaps. Somnolenz, Andeutung von Cheyne-Stokes'scher Athmung.

Occipitallappen.
a) Sagittalschnitt.

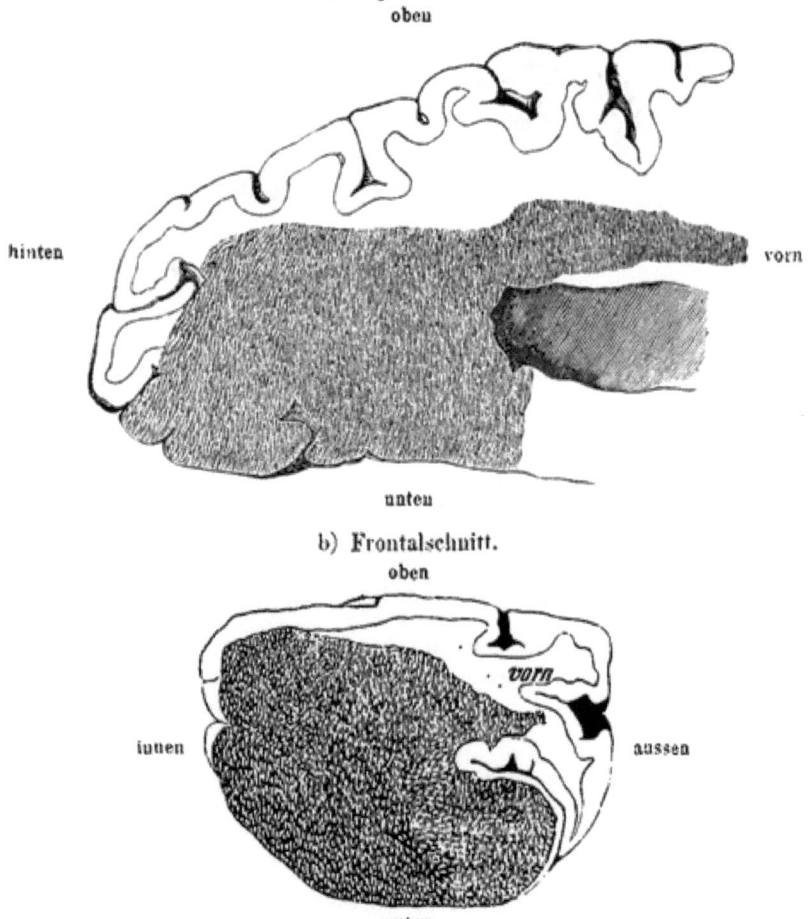

b) Frontalschnitt.

18. Juli. Unter fortschreitendem Collaps tritt in vollkommener Somnolenz der Exitus letalis ein.

Die Autopsie ergab einen Tumor im Occipitallappen, dessen Lage folgendermaassen bestimmt wurde. Der Tumor nimmt einen grossen Theil des Hinterhauptlappens und zwar wesentlich den basalen Theil ein, so dass die Convexitätsgruppe frei bleibt. Er durchsetzt die Marksubstanz und dringt von der basalen Fläche, sowohl medianwärts, wie basalwärts in die Rinde ein. Uebrigens dringt der Tumor über den Occipitallappen hinaus in das untere Scheitelläppchen und den hintersten Bezirk der zweiten Schläfenwindung hinaus. (Vgl. die Zeichnungen p. 10).

3. Die dritte Gruppe der Localisationserscheinungen umfasst die motorischen Rindencentren in den Centralwindungen. Es ist nicht zweifelhaft, dass auch beim Menschen von hier aus durch verhältnissmässig circumscripte Krankheitsherde in der Hirnrinde Lähmungen erzeugt werden können, d. h. es liegen hier motorische Centren. Auch ihre Anordnung entspricht im Ganzen den Thierexperimenten derart, dass die Lage der Centren in der Centralwindung nahezu umgekehrt der Lage der Theile an der Körperachse ist. Zu unterst liegt das Centrum für den Facialis und die Zunge, dann kommt die obere, zu oberst die untere Extremität.

An diesen Erscheinungen hat nun die Klinik ein grosses selbstständiges Interesse, welches von dem physiologisch-psychologischen Problem unabhängig ist. Für die praktischen Zwecke der Klinik ist es von Werth, entscheiden zu können, ob der Krankheitsherd, welcher eine Lähmung zur Folge hat, im Innern des Gehirns oder in dessen Peripherie gelegen ist. Die Diagnose der Lage eines Herdes ist oft maassgebend für seine pathogenetische Natur, sowie für seine Aetiologie. Dies kann, wie z. B. für syphilitische und meningitische Processe, von grosser Bedeutung sein. Entscheidend ist es ganz besonders für die Chirurgie, für welche die Herde und Tumoren der Peripherie zugänglich sein können. Auch prognostisch ist es von Bedeutung, indem die Lähmungen von der Hirnrinde aus ceteris paribus, d. h. abgesehen von der Natur des pathologischen Processes, eine bessere Prognose geben. Sie werden häufiger und schneller geheilt, was ja ganz den physiologischen Experimenten entspricht. Die durch Exstirpation der Rindencentren gesetzten Lähmungen gehen fast immer nach kürzerer oder längerer Zeit vorüber. Es wäre also sehr wichtig, mit Bezug auf diesen Process diagnostische Anhaltspunkte zu gewinnen. Diese ergeben sich, abgesehen von anderen, aus Aetiologie und Verlauf zu entnehmenden Winken, daraus, dass häufig Reizerscheinungen vorhanden sind, die entweder der Lähmung vorangehen, oder gleichzeitig oder nach derselben auftreten. Entsprechende Beobachtungen sind schon alt, und es dürfte, wie ich glaube, nicht ohne Interesse sein, dass, wie ich zufällig gefunden habe, schon bei Hippokrates sich eine Angabe befindet, welche an diese modernen Thatsachen erinnert. Es heisst in einem Aphorisma: „Diejenigen, welche am Schlaf verwundet werden, bekommen Zuckungen in der entgegengesetzten Körperhälfte."

Sodann erinnere ich mich aus meiner Studienzeit, dass bei der differentiellen Diagnose zwischen Hirnapoplexie und Erweichung hervorgehoben wurde, letztere bedinge Hemiplegie mit Contractur, jene schlaffe Lähmung. In so dogmatischer Weise hat sich dieser Satz nicht bewährt, aber richtig ist, dass die gewöhnlich peripher sitzenden Erweichungsherde, wenn sie nicht gar gross sind, Reizungserscheinungen hervorrufen. In neuerer Zeit sind die in hemiplektischen Gliedern auftretenden Zuckungen als Chorea prae- und posthemiplectica vielfach besprochen, es handelt sich fast überall um peripher gelegene Herde; derlei Reizerscheinungen steigern sich zuweilen zu sehr lebhaften Zuckungen und Contracturen und mitunter zu vollkommen **epileptischen Anfällen**.

Hiermit komme ich zum letzten Punkte der Localisationslehre, den ich zu berühren wünschte, die Rindenepilepsie. Hitzig beobachtete mehrfach bei seinen Experimenten, dass die Thiere, denen die Gegend der Rindencentren wiederholt gereizt war, leicht in epileptische Convulsionen verfielen. Der Engländer Jackson stellte durch Beobachtungen an Epileptischen fest, dass die clonischen Zuckungen des Anfalls nicht regellos verlaufen, sondern nach einer solchen Reihenfolge, als wenn der Reiz von einem motorischen Rindencentrum auf das benachbarte überspränge; dann erst wird die andere Seite ergriffen. Unverricht hat diese Erscheinungen einer gründlichen experimentellen Untersuchung unterworfen und darauf die Lage der Centren am Hundegehirn so eingezeichnet, wie es die dortige Tafel erkennen lässt.

Zu dieser letzten Gruppe der Localisationen in den Rindencentren der Centralwindungen kann ich noch einen Fall aus eigener Beobachtung hinzufügen.

Frau Marie Weder geb. Rehfeld, Arbeiterfrau, evangelisch, 38 Jahre, welche am 5. December 1883 auf die erste med. Klinik aufgenommen wurde. Tumor cerebri in sulco centrali.

Anamnese am 5. December 1886: Patientin stammt angeblich aus gesunder Familie; ihre Eltern, welche beide noch am Leben sind, sowie vier Geschwister sind sämmtlich gesund. Sie selbst ist bisher ebenfalls stets gesund gewesen, ist seit 12 Jahren verheirathet und hat 3 Mal geboren. Das erste Kind ist im Alter von 8 Monaten gestorben, angeblich in Folge der Pockenimpfung; die beiden anderen Kinder, sowie der Ehemann der Patientin leben und sind gesund.

Die letzte Entbindung fand vor 4 Wochen statt. Dieselbe war leicht und wurde ohne Kunsthülfe vollendet. Danach befand sich Pat. 4 Tage ganz wohl; als sie jedoch am 5. Tage aufstand und ihrer Beschäftigung in der Wirthschaft nachging, bemerkte sie, dass sie den linken Pantoffel häufig vom Fusse verlor, und dass der linke Fuss sich kälter anfühle, als der rechte. Sie erwärmte ihn, empfand jedoch bald ein Gefühl, als ob der Fuss, besonders die Zehen, eingeschlafen wären, und als sie aufstehen wollte, um zu gehen, war ihr dies ohne Stütze nicht möglich. Sie legte sich zu Bette. Am folgenden Morgen hatte sie das Gefühl des Eingeschlafenseins im ganzen linken Beine und konnte das Bein gar nicht mehr bewegen.

Nach einigen Tagen zeigten sich dieselben Erscheinungen am linken Arme; während derselbe bis dahin noch vollkommen frei beweglich gewesen war, hatte sie nun ein taubes Gefühl in demselben und konnte ihn nicht mehr bewegen. Der herbeigerufene Arzt verordnete Einreibungen der kranken Extremitäten und eine innerliche Medicin. Doch blieb der Zustand die nächsten Tage unverändert bestehen.

Nach 8 Tagen hatte dann Patientin einen Anfall folgender Art: Unter grossem Angstgefühl schwand plötzlich das Bewusstsein; gleichzeitig trat in den gelähmten Extremitäten krampfhaftes Zucken von einigen Minuten Dauer auf. Diesem ersten Anfalle folgte bald ein zweiter und dritter, bei denen jedoch das Bewusstsein der Patientin bestehen blieb. Der Arzt verordnete kalte Umschläge auf den Kopf; ein neuer Anfall trat nicht wieder ein. Patientin hat seitdem beständig das Gefühl von Sausen und Brausen im Kopfe; Abnormitäten in den Functionen von Blase und Mastdarm bestehen nicht, dagegen hat sie, selbst nach geringfügiger Nahrungsaufnahme, häufig Erbrechen.

Behufs besserer Pflege suchte Patientin die Anstalt auf.

Am ersten Abend wurde ein krampfhaftes Zucken des linken Beines bemerkt; nach der Meinung der Patientin treten diese Zuckungen immer dann ein, wenn die Extremitäten kalt werden.

Ihre Klagen beziehen sich, abgesehen von der Lähmung, auf das häufige Erbrechen nach der Nahrungsaufnahme.

Status praesens am 6. December 1885: Herztöne rein. Herzgrenzen nicht erweitert. Sensorium frei, keine psychischen Abnormitäten.

In beiden Schläfegegenden ist das Beklopfen des Schädels schmerzhaft, besonders in der rechten, wo Patientin schon bei leichtem Fingerdruck auf das Planum Tempor. vor Schmerz laut aufschreit. Die Palpation ergiebt am Knochen nichts Abnormes.

Die linke Pupille ist beträchtlich weiter als die rechte. Lichtreaction ist beiderseits prompt, auch die Convergenzreaction ist erhalten. Es besteht weder Doppeltsehen, noch Nystagmus; die Bulbi bewegen sich nach allen Seiten vollkommen.

Es besteht eine Hemianopsia bilateralis homonyma sinistra. Im oberen Facialisgebiet keine Lähmungserscheinungen; dagegen hängt der linke Mundwinkel ein wenig und bleibt bei articulatorischen und mimischen Bewegungen etwas zurück. Deviation der Zunge ist nicht vorhanden, dieselbe ist nach allen Richtungen frei beweglich.

Der Schlag der Uhr wird von beiden Ohren in gleicher, normaler Entfernung wahrgenommen, Asa foetida auf beiden Nasenlöchern gerochen. Essigsäure auf beiden Zungenhälften geschmeckt. Puls 88 in der Minute, regelmässig.

Berührung, Druck, Stich wird in beiden Gesichtshälften prompt wahrgenommen. Die laryngoskopische Untersuchung ergiebt nichts Abnormes.

Die passiv erhobene linke obere Extremität fällt vollkommen schlaff herunter. In den Gelenken alles frei; nur in den ersten Interphalangealgelenken tritt dem Versuch der Streckung ein ganz geringer Muskelwiderstand entgegen. Tricepssehnenphänomene links stark gesteigert, Mitbewegungen treten in der linken oberen Extremität nicht hervor, nur giebt Patientin an, dass beim Gähnen die linke Hand eine Bewegung mache, als ob sie „zugrabse". Die Activität des linken Armes ist vollkommen aufgehoben.

In den Gelenken der linken unteren Extremität sind die passiven Bewegungen vollkommen ausführbar, bei Bewegungen im Fussgelenk ist ein Fussklonus zu erzielen. Das linke Bein ist völlig gelähmt. Die Kniephänomene sind beiderseits gleich stark.

Für Pinselberührungen ist das Gefühl an der linken oberen Extremität vollkommen aufgehoben, kräftiger Stildruck dagegen, sowie Nadelstiche werden überall wahrgenommen. Warm und kalt wird wohl am linken Arme unterschieden, jedoch nicht so deutlich als rechts. Soll die Patientin bei geschlossenen Augen mit der rechten Hand nach der linken greifen, so tastet sie immer erst vergeblich im Raume umher, ehe sie dieselbe findet. Pinselberührungen, Stildruck werden an der linken unteren Extremität überall gefühlt, ebenso werden Nadelstiche an derselben als schmerzhaft empfunden, doch weniger deutlich als rechts. Bei Augenschluss greift Patientin sicher nach dem linken Fuss.

Im Abdomen keine nachweisbare Dämpfung. Der Uterus liegt retroflectirt, gut zurückgebildet, nicht auffallend druckempfindlich.

8. December. Pat. hat in der Nacht im Kopfe Brausen gehabt „als wenn ein Sturm darin wäre". Keine Temperaturerhöhung. Puls 88.

9. December. Heftiger Kopfschmerz; wiederholtes Erbrechen. Ordination: Acidum muriaticum, leichte Diät, Eisbeutel auf die rechte Kopfhälfte.

12. December. Seit 2 Tagen Cessiren des Erbrechens. Lagegefühlsstörungen im linken Arme nicht mehr nachzuweisen, ebenso keine Hemianopsie. Augenuntersuchung: links die innere Pupillenhälfte deutlich getrübt, die Grenzen leicht verschleiert. Die Trübung beschränkt sich auf die Pupille und die nächste Umgebung. Keine Prominenz. Rechts die innere Pupillenhälfte ein wenig matt.

16. December. Am Morgen werden dauernde klonische Zuckungen der linken Seite beobachtet; das Sensorium dabei vollkommen frei.

19. December. In den letzten Tagen wiederholtes Erbrechen geringfügiger, dünnflüssiger, grüner Massen. Kopfschmerz nach dem rechten Scheitelbein zu, besonders nach dem Erbrechen.

22. December. Fortgesetztes Erbrechen saurer Massen. Urin gelb, trübe, reichliches weissliches Sediment. $1/6$ Volumen Eiweiss.

Seit Mittag liegt Patientin in tiefem Schlaf, lässt Alles unter sich, erbricht während des Schlafes. Schnarchen, kein Rasseln. Beträchtlicher Collaps.

Pulsfrequenz sank gegen Abend von 88 plötzlich auf 64, um bald wieder schneller zu werden. Geringe Spannung. Heftige Schmerzen unter der rechten Stirn.

Ordination: 3 Blutegel auf die rechte Kopfseite, Bitterwasser, Senfpflaster auf Leib und Waden. Analeptica.

26. December. Die Schlafsucht ist geschwunden, Sensorium frei. Pat. lässt Stuhl und Urin unter sich.

30. December. Seit einigen Tagen vermag Patientin geringe Bewegungen mit den Fingern auszuführen, ebenso wird das linke Bein reflectorisch und spontan etwas angezogen. Seit 4 Tagen Obstipation. Andauernder Schmerz unter dem rechten Scheitelbein.

12. Januar. Fortdauer desselben Zustandes: Motilitätsstörungen unverändert, heftiger Kopfschmerz, Erbrechen Uebelkeit, Obstipation. Kein Fieber. Puls 100, wenig gespannt.

20. Januar. Augenspiegeluntersuchung; Rechts Neuroretinitis Nervi optici.

23. Januar. Kopfschmerz in wechselnder Intensität in der rechten Stirn. Das Erbrechen tritt weniger häufig auf als bisher. Der Appetit wird besser. Obstipation.

25. Januar. Patientin war schon im Stande, die 5 Finger der gelähmten linken Hand zu flectiren; heute vermag sie es nicht. Das linke Bein kann sie etwas im Knie flectiren, sowie den linken Fuss dorsalwärts bewegen; man sieht

dabei deutlich die Spannung des Musc. tibialis anticus. Der untere Ast des Facialis ist noch immer gelähmt; beim Lachen verzieht Patientin deutlich den Mund nach rechts.

28. Januar. Starkes Erbrechen. Heftiger Kopfschmerz. Geringe Cyanose im Gesicht. Puls 84, mässige Sannung. Temperatur 36.5. Urin trübe, eiweisshaltig.

Beide linke Extremitäten sind wieder völlig gelähmt.

29. Januar. Puls 76. geringe Spannung. Kräftezustand sehr gering.

31. Januar. Puls 66. Grosse Schwäche, sehr geringe Nahrungsaufnahme.

2. Februar. Puls 60. Patientin ist soporös, lässt Alles unter sich.

4. Februar. Unter fortschreitender Entkräftung Exitus letalis.

Autopsie: Dura straff gespannt. Gyri verstrichen, die Sulci sehr eng, rechts vollständig verstrichen. Im medianen Theil der vorderen Centralwindung sitzt eine taubeneigrosse Geschwulst von graurother Farbe. In der Peripherie derselben ein schmaler Saum markiger Substanz, im Centrum starke Verfettung.

Wir sehen in diesem Falle die charakteristischen Symptome der Rindenaffection. Die halbseitige Lähmung entwickelt sich von unten auf unter Zuckungen im Bein, welche auf die obere Extremität übergehen; am dritten Tage kommt es zu einem epileptischen Anfalle. Nun ist das Krankheitsbild vollendet; Hemiplegie, Zuckungen, epileptische Anfälle, vorübergehende Hemianopsie. Die Autopsie erweist einen Tumor im mittleren Theil der vorderen Centralwindung.

Westphal hat einen ähnlichen Fall (Charité-Annalen Bd. VI) mitgetheilt und auf das Eigenthümliche des Symptomencomplexes hingewiesen.

II.

Dr. M. Jastrowitz.

Als Beitrag zur Lehre für die Localisation im Grosshirn wähle ich mit Rücksicht auf den praktischen Zweck, da Abscesse mir nicht zu Gebote stehen, eine Anzahl von Tumorenfällen, bei welchen die Geschwülste in der sog. motorischen Region der Hirnrinde, oder in nicht zu grosser Entfernung davon sassen. Alle diese Fälle sind auf Tafel A — einer Flächenansicht des Gehirns von oben — zusammengestellt.

Heutzutage leistet die Sicherheit der antiseptischen Technik bei der Ausführung schwieriger Operationen ganz andere Gewähr für das Gelingen der Schädeleröffnung in grosser Ausdehnung, als dies in früheren Zeitperioden der Fall war, wo ein so kühner Operateur wie Dieffenbach vor derselben, als meist tödtlich verlaufend, ernstlich warnte und wo, der Bluhm'schen Statistik zufolge, von 923 wegen Kopfverletzung Operirten 473 = 51,25% starben. 3,2% nach Amidon, 4% nach Roberts betragen die

Verluste in neuester Zeit, und nach Lesser's und Senger's Beobachtungen aus den Volkmann'schen und Hagedorn'schen Kliniken wäre die Trepanation an und für sich überhaupt nicht mehr als lebensgefährliche Operation anzusehen.

Tafel A.

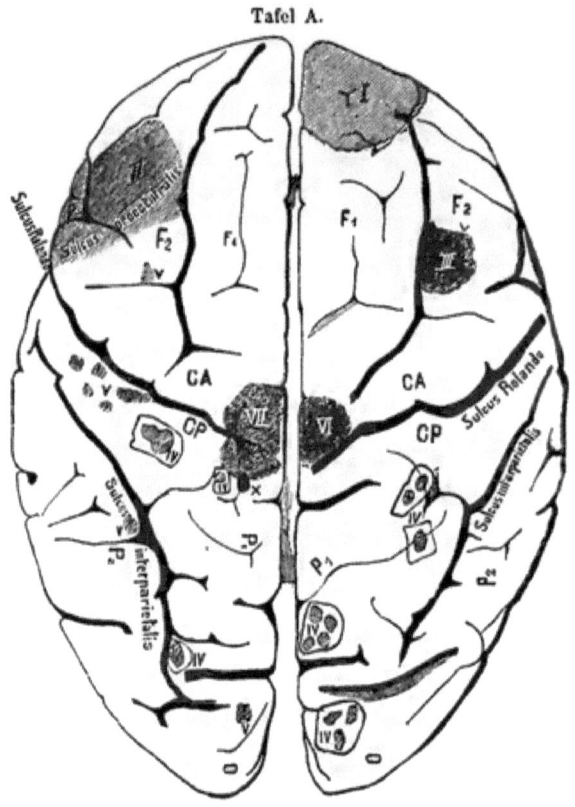

Man hat daher in Nord-Amerika und England das Gehirn selbst in Angriff zu nehmen und Tumoren aus demselben zu exstirpiren gewagt, nach den bisher freilich spärlichen Berichten zuweilen mit Erfolg. In einem Leitartikel des Boston Medical and Surgical Journal vom 5. Mai 1887 wird constatirt, dass die Schädelhöhle bereits 10 Mal zu dem Zwecke eröffnet worden ist, einen vermutheten Tumor zu entfernen. In 4 Fällen trat gute Besserung ein, in 1 Fall, in welchem die Diagnose falsch war, genas der Patient von der Operation. In 2 Fällen, in welchen zur Zeit, da die Operation unternommen worden, die Kranken bereits sehr erschöpft waren, ist die Operation direct für den Tod verantwortlich zu machen. Endlich, in den 3 letzten, bildeten „Zufälle", Entzündung, Blutung, die Todesursache.

Vor einem Jahre etwa hat Prof. Mc. Cormac, der Chirurg des St. Thomas-Hospitals in London, als ich ihn gelegentlich eines weiterhin mitzutheilenden Falles telegraphisch anfragte, ob in England nach Hirntumorenexstirpation dauernd günstige Resultate bekannt geworden wären, diese Frage bejahend dahin beantwortet, dass deren mehrere von günstigem Verlauf bereits bekannt seien.[1]) Von Macewen, Horsley, Hughlins Jackson-Bastian[2]) und Horsley-Ferrier sind erfolgreiche Operationen publicirt worden, vielleicht gehört der Godlee-Bennett'sche Fall auch hierher, welcher nach 4 Wochen wegen ungenügender Aseptik tödtlich endigte. Der Horsley-Ferrier'sche Fall betraf eine sehr umfängliche Geschwulst, und es blieb eine Paralyse des Armes und eine Parese des Beines zurück (Brain XXXVII, 94 und 110).

Reseciren wir aber wegen Carcinom ganze Oberkiefer und folgen der Geschwulst bis zur Schädelbasis, nehmen wir aus gleichen Gründen den Kehlkopf, Theile des Magens, des Darmes fort, bei einer im Allgemeinen doch recht ungünstigen Prognose, so scheint es gerechtfertigt, auch bei den traurigen Fällen von Hirntumoren zu operiren, selbst wenn nur sehr Wenige dem fast unvermeidlichen und, wenn kein erlösender Schlagfluss eintritt, für die Patienten wie für deren Angehörige, qualvollen Tode entrissen werden. Man darf sich nicht scheuen, eine Parese oder selbst Paralyse hinzunehmen, denn für den Arzt bildet die Erhaltung des Lebens, wenn es nur einigermassen menschenwürdig ist, allerdings das Ziel, wonach er streben muss.

Allein die Vorbedingung für eine Operation ist die genaue Kenntniss und Wissenschaft von der Natur und dem Sitz des Uebels, und eine exacte Formulirung der Indicationen zum chirurgischen Einschreiten. Hierbei hat die innere Medicin von ihrem Standpunkte aus sich zu betheiligen.

Es ist unter Umständen, wenn eine bestimmte Reihe von Allgemeinsymptomen, Kopfschmerz, Erbrechen, Krämpfe, Stauungspapille vorhanden sind, sehr leicht, einen Tumor im Gehirn zu diagnosticiren; wir wissen darum noch nicht, wo er sitzt, und fehlt ein Symptom, z. B. die Stauungspapille, so kann unsere Aufgabe eine sehr schwere werden. Andererseits können bestimmte Localsymptome uns den Sitz einer Läsion in diesem Organ scharf angeben, wir erkennen daraus aber nicht die Natur dieser Läsion. Diese aber müssen wir gleichfalls kennen, wenn es den chirurgischen Eingriff gilt, denn was nützt die Schädeleröffnung, wenn wir z. B. einer ausgedehnten Erweichung begegnen, mit welcher der Chirurg bislang nichts beginnen kann? Weil daher nur eine Combination beider Symptomengruppen uns die Geschwulst und ihren Sitz verräth, diese Gruppen aber nicht selten nur jede allein, oder nicht in der Vollzähligkeit beobachtet werden, welche eine hier besonders nothwendige, sichere Diagnose verbürgt, z. B. die Stauungspapille keineswegs „fast constant" gefunden wird, wie man dies seit

---

[1]) „Several favorable results."
[2]) Brain XXXVII p. 29—30. Fall des Thomas W. Fibröser Tuberkel an der Grenze des unteren und mittleren Drittheils der Centralwindungen rechterseits.

Annuske's Zusammenstellung glaubt, so müssen wir danach trachten, sowohl unsere Allgemeinsymptome zu erweitern, als auch die Herdsymptome genauer kennen und würdigen zu lernen. Auch die sehr flüssigen psychischen Symptome sollten beobachtet und verwerthet werden; jede kleine Beziehung kann durch ihr Zusammentreffen mit anderen Momenten ausschlaggebend werden.

Fall II, Tafel A, den ich hier nur streifen will, da er an einem anderen Orte seine Würdigung finden soll, möge das Ausgeführte exemplificiren. Ein gänseeigrosses Syphilom, in welches der grössere Theil der zweiten und die ganze dritte linke Stirnwindung aufgegangen war, das auch Erweichung des linken Cp. striatum gesetzt hatte, gab als Symptome: Stauungspapille, rechtsseitige durchgehende Hemiplegie nebst Rumpflähmung, allgemeine Convulsionen und eigenthümliche statische Krämpfe. Die Diagnose Tumor war gemacht, aber eine Localisation war nicht möglich gewesen. Denn da Patient wahrscheinlich Linkshänder war — Sicheres war darüber nicht zu erfahren —, so zeigte er keine motorische Aphasie, die vielleicht auf die Spur des richtigen Sitzes der Affection hätte leiten können.

Begreiflicherweise ist die motorische Region in den Hemisphären der Ausgangs- und Angelpunkt aller Diagnostik und fast alles bisherigen operativen Eingreifens geworden. Denn, was wir bei einem Individuum von den Functionen seines Grosshirns überhaupt kennen lernen, das erfahren wir durch die willkürliche Muskelbewegung, durch die motorische Region (cf. Munk, Ueber die Functionen der Grosshirnrinde p. 74, 75). Der geistige Inhalt, insofern er lediglich durch Sprache, Schrift oder Mimik verlautbart wird, wird uns mittelst der Muskeln bekannt gegeben, denen die motorischen Felder den Impuls zur Bewegung leihen. Ob Jemand Sinneseindrücke mittelst der Augen, Ohren etc. auffasst, können wir nur dadurch erfahren, dass er es uns mittheilt, oder dadurch, dass er auf dieselben in willkürlicher Weise, wiederum mittelst der motorischen Centren, reagirt. Das ist so richtig, dass, wenn wir uns einen Menschen denken, dem die motorischen Regionen beiderseits bis auf den letzten Rest gänzlich zerstört sind, dies für den Beobachter den gleichen Effect hätte, als wäre ein solcher Mensch des Grosshirns überhaupt beraubt, insofern ein solcher, abgesehen von der Fähigkeit zur willkürlichen Bewegung, auch aller seelischen Fähigkeiten und der Empfänglichkeit für Sinneseindrücke baar erschiene, während letztere in Wirklichkeit noch vorhanden sein könnten. Wir vermögen daher mit Sicherheit nur das zu erkennen, was diesseits der motorischen Zone, gleichsam peripher von derselben vorgeht, nicht das, was jenseits dieser Grenze intracentral geschieht. Hier haben wir eine sinnverwirrende Zahl von Möglichkeiten in Betracht zu ziehen, zwischen denen eine Entscheidung schwer und gewöhnlich gar nicht möglich ist. Um nur ein einfaches Beispiel zu geben, so können wir, wenn Jemand es darauf anlegt, uns irre zu führen, indem er eine bestimmte Bewegung auszuführen verweigert, eine Entscheidung nicht treffen, ob er dieselbe nicht ausführen kann oder nicht ausführen will. Ebenso ergiebt die Analyse noch so einfacher Aphasieen beim Menschen oft eine Anzahl von Möglichkeiten, die uns gleich berechtigt dünken. —

Um so mehr möchte es, bei solcher Sachlage, fast vermessen erscheinen, von der erforderlichen exacten Diagnose bei Hirntumoren zu sprechen, von denen wir wissen, dass sie Fernwirkungen i. e. Compression, Circulationsstörung, Hemmungswirkung, ausüben und mit Blutungen und Erweichungen oft sich combiniren, so dass sie von namhaften Autoren für die Localisationslehre völlig unbrauchbar erklärt worden sind.

Ich glaube indess, dass es durch eine Anzahl guter Beobachtungen gelingen muss, diese Fernwirkungen festzustellen und, da Naturgesetze überall walten, auch unter eine Regel zu bringen. Ich bin in dieser Hinsicht ganz Wernicke's Meinung. Viele dieser Fernwirkungen sind flüchtiger Art, wie die Blasen- und Mastdarmlähmung im Fall VI, welche sich bei dem Kranken zugleich mit einer Monoplegie des linken Beines nebst lästigen Erectionen einstellte und nach einigen Tagen schwand. Diese Fernsymptome wäre ich geneigt, als Hemmung durch Choc aufzufassen, deren Mechanismus freilich sehr unbekannt ist. Vielleicht erklären sie sich aus vorübergehendem Druck auf das Centrum für die Bauchmuskeln (Horsley) im Gyrus fornicatus. Bekannt sind als Fernwirkungen auch ein- und doppelseitige Augenmuskellähmungen, namentlich oft Lähmungen der Abducenten. Fall III auf Tafel A beweist, dass dieselben selbst bei wochenlangem Bestehen nicht ohne Weiteres zu einer Localdiagnose berechtigen. Hier verursachte ein Hemisphärentumor am Fusse der zweiten rechten Stirnwindung linksseitige Hemiplegie, Stauungspapille und eine doppelseitige Abducenslähmung von wochenlanger Dauer (cf. Deutsche medicinische Wochenschrift No. 26 1885). Als Ursache der letzteren fand sich bei der Section eine Blutung in die Abducenskerne am Boden des vierten Ventrikels, welche offenbar final war, da nicht die geringsten Reactionserscheinungen wahrzunehmen waren. Aber die finale Blutung legte den Gedanken an eine vorangegangene starke Circulationsstörung dieses Ortes, vielleicht mit weiteren Folgen nahe, welche die Abducentenlähmung hervorgerufen haben konnte. Manche Fernwirkungen möchten sich vielleicht überhaupt aus capillaren Blutungen in den Hirnstamm erklären, welchen man oft, trotz allgemeiner Anämie, doch von solchen durchsetzt sieht, namentlich in Pons und Medulla oblongata. Für die häufige Betheiligung gerade des Abducens als Fernwirkung hat Gowers den Grund angegeben, dass dieser Nerv den langgestrecktesten Verlauf an der Basis Cranii und innerhalb des Sin. cavernosus habe; dort liegt er neben der Carotis; es könnte auch daran erinnert werden, dass bald nach seinem Austritte eine oder mehrere Ae. cerebelli post. um ihn herum nach oben sich schlagen. Wir müssen indess, falls Störungen in der Augenmuskelinnervation bei Hemisphärenaffectionen eintreten, auch daran denken, dass es wahrscheinlich Centren für die Bewegungen der

Augen in der Rinde giebt. Als Stellen, die dafür zunächst zu beachten wären, ist der Gyr. angularis und der Fuss der zweiten Stirnwindung zu nennen. Es wären gewisse Augenmuskellähmungen also überhaupt nicht Fern-, sondern Localsymptome. Mit den Fernwirkungen werden wir schon fertig, wenn wir sie erst genügend kennen werden.

Allein es wird eingeworfen, dass Tumoren vielfach latent sein können, selbst in der motorischen Region, wo sie sonst Symptome geben; ferner dass sie die Hirnsubstanz ganz unregelmässig befallen, vor Allem sich nicht auf die Hirnrinde allein beschränken, sondern auch das Mark betheiligen und folglich auch nicht lediglich Rindensymptome, sondern, indem sie im Mark unbekannte Verbindungswege unterbrechen, ganz unberechenbare Wirkungen setzen müssten, von vielleicht weit entlegenen Hirnabtheilungen aus.

Obgleich aber die Latenz der Hirngeschwülste auch an empfindlichen Stellen der Hirnrinde sichergestellt scheint, so ist eine solche völlige Latenz doch ein überaus seltenes Vorkommniss, wenn man den Kranken beständig vor Augen hat. Je nach der histologischen Beschaffenheit, der gut- oder bösartigen Natur der Tumoren gruppiren sich die Krankheitszeichen ihrem zeitlichen Verlaufe nach, und waren, von der Umgebung vielleicht unbemerkt, vorhanden, ehe wir den Kranken sahen, sie sind zurückgegangen; selbst Ausfallssymptome, besonders die psychischen, können uns, ihrer Subtilität wegen, überhaupt entgehen. Ich glaube für mein Theil nicht daran, dass ein ausgewachsenes Gehirn und ein verknöcherter Schädel an den Druck einer grossen Geschwulst sich allmählich gewöhnen kann, derart, dass Ganglien und Nerven nur bei Seite geschoben werden, ohne Schaden zu leiden. Diese Elemente werden vielmehr entweder, vermöge der den bösartigen Neubildungen eigenen metabolischen Kraft, durch die specifischen Zellen der Neubildung ersetzt, oder sehr bald, auch durch weiche Geschwülste, z. B. Cysticerken, zur Atrophie gebracht. Wie dennoch bei langsam wachsenden Neoplasmen die Latenz zu Stande kommt, wissen wir nicht.

Was aber die Unregelmässigkeit der durch Neubildungen bewirkten Zerstörungen anbetrifft, so ist eine Diagnose, ob eine Läsion die Rinde allein, oder noch das darunter liegende Markweiss betrifft, so lange unmöglich, als wir nicht den Verlauf und die Dignität der Faserzüge im Marklager kennen. Bis zu gewissem Grade ist dieser Unterschied, auf den Physiologen wie Pathologen vielfach Gewicht gelegt haben, auch gleichgültig, gerade aus einem physiologischen und anatomischen Grunde, worauf es gut sein wird, an dieser Stelle näher einzugehen, weil eine solche Erwägung über die verschiedene Wirkungsweise der Hirngeschwülste uns aufklären kann.

Jedes Rindenstück stellt ein Centrum dar, zu welchem Erregungen und Impulse auf centripetaler Bahn geleitet werden, von welchem Impulse und Erregungen centrifugal abgehen, und zwar Beides vermittelst der Nervenfasern des Markes, welche die Leiter darstellen. Es ist ohne Weiteres klar, dass mit der Vernichtung des Centrums auch diese Leiter werthlos, weil leistungsunfähig werden, und vermuthlich finden auch Degenerationen nach gewissen Richtungen an manchen Stellen statt.

Anders gestaltet sich das Verhältniss, wenn eine Neubildung innerhalb der weissen Substanz sich entwickelt und nach der Rinde vordringt. Eine solche wird zunächst, wenn sie einigermaassen tief eingebettet liegt, die Stabkranzfasern betheiligen, welche Erregungen resp. Impulse den subcorticalen Centren zu- und von denselben wegführen; sie wird diese Leitungsfasern zusammendrücken und zerstören. Aber da die darüber gelegenen Rindencentren noch mit daneben gelagerten, von vielleicht ähnlicher Function, vermittelst der Associationsfasern verbunden sind, welche der Rinde zunächst streichen, und da diese Nachbarcentren ihre Verbindung mit den subcorticalen noch bewahrt haben, so werden erstere keineswegs in ihrer Function völlig beeinträchtigt sein. Erst wenn die Neubildung sehr erheblich in die Breite sich ausdehnt, oder wenn sie, vermöge ihrer Lage, ganz differente Territorien ergreift, welche gänzlich verschiedene Thätigkeit haben, oder wenn sie gegen die Rinde dicht heranrückt und die Associationsfasern abschneidet, wird das über ihr befindliche Rindenstück isolirt, und seiner Function beraubt werden.

Dies ist vornehmlich der Grund, weshalb im Centrum semiovale Tumoren häufig latent verlaufen. Hat doch selbst ein so scharfsinniger Beobachter wie Nothnagel, trotz aller Bemühungen, zwischen den Herden daselbst und denen in der Rinde darüber keine wesentlichen Unterschiede entdecken und Symptome überhaupt nur im Mark, unterhalb der motorischen Region, beim Befallensein der Pyramidenfasern, constatiren können, die denen der motorischen Region völlig glichen.

Diese Symptomengleichheit von Rinde und dem darunter liegenden Mark wird sich wahrscheinlich auch bei anderen Rindencentren herausstellen.

Denn ein weiterer Grund für die Abhängigkeit der unterliegenden weissen Substanz von der Rinde, und für ihre Werthlosigkeit ohne dieselbe, der zu betrachten von Wichtigkeit ist, liegt in dem Verlauf und der Beschaffenheit der beide Territorien versorgenden Gefässe.

Bekanntlich geschieht die Blutvertheilung im Gehirn, umgekehrt wie in Lunge, Niere, Milz, nicht von einem Hylus aus, von dem die Gefässe sich radienartig nach der Peripherie verzweigen, sondern von der an der Peripherie befindlichen Gefässhaut, der Pia, in der sie bereits bis zu einem beträchtlich kleinen Caliber sich verästelt haben, senken die Gefässe sich concentrisch in die Hirnmasse ein. Die Rinde enthält kurze Aeste, welche ein dichtes Geflecht in derselben bilden und nur wenig über die Markleiste hinaus in die weisse Substanz eindringen. Sodann die längeren Gefässe, welche die Rinde wenig speisen bezw. dieselbe nur durchziehen, um sich zum Markweiss zu begeben. Hier bilden sie ächte Endarterien, insofern sie wenig unter sich und nach Duret gar nicht mit den viel spärlicheren, von der Ventrikeloberfläche her in's Mark eindringenden Gefässen communiciren. Jede Verletzung der Rinde muss daher die Circulation und die Ernährung in der unterliegenden Markmasse in hohem Grade beeinträchtigen, wodurch die Function der Markmasse leiden muss. Umgekehrt wird ein Tumor der Markmasse die darüber liegende Rinde circulatorisch nur soweit beeinflussen, dass sie vielleicht der Sitz einer Hyperämie wird. — Es giebt Tumorarten, welche ihre Umgebung häufig so wenig irritiren, dass dieselben für die Localisationslehre sehr wohl zu verwendende Verletzungen bilden. Dies sind, wie schon Heubner hervorgehoben hat, dem ich darin beipflichte, die solitären Tuberkel. Dass aber dies nicht immer der Fall sei, und dass die auseinandergesetzten Verhältnisse bei Rindentuberkeln sich wieder geltend machen können, sehen Sie aus diesem Präparat (Demonstration). Hier haben zwei Tuberkel, welche in Secundärfurchen des oberen und unteren Scheitelläppchens, und zwar nur oberflächlich sassen, doch die umgebenden Windungen zur Atrophie gebracht, so dass förmliche porencephalische Löcher entstanden sind, die sich bis ca. $3^{1}/_{2}$ cm in die Tiefe erstrecken. Wenn andererseits kleine circumscripte Erweichungen für die Localisation als besonders werthvoll bezeichnet werden, so können nur solche gemeint sein, welche durch Embolie herbeigeführt worden sind. Bei den durch Thrombose bedingten Erweichungen sind die Ernährungsstörungen der Gefässe und die dadurch gesetzte Functionsstörung in weiten Bezirken gemeinhin zu umfängliche; man kann nie wissen, wie weit eine Ernährungsstörung, welche noch nicht zur groben Erweichung vorgeschritten ist, doch schon Symptome der Krankheit hervorgerufen hat. Erst neuerdings hat Siemerling gezeigt, dass kleine mikroskopische Erweichungsherde, die mit blossem Auge übersehen wurden, in vivo sehr bedeutende Erscheinungen bewirkten. Indem dahingegen des Tumors Wachsthum, wie dasjenige des Abscesses und der chron. Erweichung, eine allmähliche Zunahme und ein Uebergreifen der Lähmung von einem Gebiet auf's andere bewirkt, entstehen Summationen der Lähmung und ein Wechselspiel von Reizung und Lähmung, das die Bedeutung der motorischen Felder erst in's rechte Licht rückt.

Vor Allem besitzen wir jetzt eine Methode, welche es ermöglicht, auch die unregelmässigst gestalteten Hirnläsionen für die physiologische Erkenntniss und für die Diagnostik zu verwerthen; es ist dies die von Exner ausgebildete sogenannte negative Methode.

Ich hatte bereits im Jahre 1875 in einem Vortrage: Ueber Exstirpation des Grosshirns bei Tauben ausgesprochen, dass „wenn man genau Alles erwäge, es am Besten sei, in erster Reihe auf die Functionen zu achten, welche trotz des Eingriffs intact blieben, denn von diesen könne man mit Sicherheit sagen, dass sie von den entfernten Theilen nicht abhingen. In zweiter Reihe käme der Leistungsausfall, der gleich nach der Operation sich bemerkbar macht und constant während des Reactionsstadiums und nach der Genesung verharrt.[1])

Den letzten Satz nahm Goltz einige Jahre später auf: es sind dies die von ihm s. g. Ausfallssymptome. Der im ersten Satze dargelegten Ansicht hat Exner in genialer Weise praktischen Ausdruck gegeben, indem er einen Schritt weiter ging und auf einem Schema der Grosshirnhemisphären alle Läsionen auftrug, bei denen eine bestimmte Function, sagen wir der rechten Oberextremität, unversehrt geblieben war. Wenn die Anzahl der so verzeichneten Fälle eine genügend grosse war, so musste die ganze Oberfläche der Hemisphäre von solchen Zeichnungen bedeckt sein, mit Ausnahme des einzigen Feldes, dessen Zerstörung dann, stets und unter allen Umständen, eine Functionsaufhebung des Armes herbeiführen musste. Exner verfuhr ähnlich mit anderen ihn interessirenden Körperfunctionen und gelangte mittelst dieser von ihm sogenannten negativen Methode zu sehr bedeutsamen Resultaten. Es ist einleuchtend, dass für diese negative Methode jeder, wie immer beschaffene Herd, jeder noch so unregelmässige Tumor Verwendung finden kann, denn er mag Fernwirkungen etc. machen, soviel er will; es wird gar nicht nach den Störungen gefragt, welche er gesetzt, sondern nach den Functionen, welche er intact gelassen hat.

Mit der negativen Methode hat Exner sich nicht begnügt, sondern die Resultate derselben nachgeprüft durch zwei andere Methoden, durch die gewöhnliche, bislang von den Klinikern geübte positive Methode, wonach, bei Zusammenstellung einer grösseren oder geringeren Anzahl von Fällen, als Sitz einer Function der Ort angenommen wird, dessen Zerstörung diese Function aufhebt oder herabsetzt. Sodann durch die Methode der procentischen Berechnung, welche er so ausführte, dass er das Schema der Grosshirnoberfläche mit einer Anzahl willkürlich gewählter quadratischer Bezeichnungen bedeckte (mit 366) und nun für jedes einzelne Quadrat mit Beziehung auf bestimmte Functionen berechnete, wie oft, durch Läsion des ersteren, die letzteren geschädigt worden waren.

Wie ich, meine Herren, glaube, muss es unsere Aufgabe für die nächste Zukunft sein, ohne Voreingenommenheit für diese oder jene Theorie, möglichst reichliches Beobachtungsmaterial zur genauen und gründlichen Feststellung unserer Kenntnisse über die Grosshirnfunctionen zu sammeln, welches auf dem von Exner vorgezeichneten Wege dann bearbeitet werden müsste, und zwar am geeignetsten von einem Kliniker, der den pathologisch - anatomischen Veränderungen und der Symptomatologie besser als ein Physiologe Rechnung zu tragen vermöchte. Dadurch könnte den von Charcot-Pitres und von Luciani-Seppilli an Exner's Resultaten gemachten Ausstellungen am besten begegnet werden. Die Mittheilung

---

[1]) Griesinger's Archiv Bd. VI 1875, p. 612, 613.

aller, auch der einfachsten, und gerade der einfachen und gewöhnlichen Fälle, wenn dieselben nur genau beobachtet werden konnten, ist erwünscht, denn einerseits giebt eine Statistik von seltenen Fällen oder lediglich solchen, bei denen die Diagnose stimmte, falsche Resultate, sodann dürfen wir dreist behaupten, dass unsere Wissenschaft bezüglich der Hirnfunctionen noch auf keinem Punkte feststeht.

Was Exner in seinem Buche publicirt hat und was seitdem von anderen, besonders englischen Autoren an Neuem gefunden worden ist, nebst den Folgerungen, welche daraus für die Pathologie und für die Diagnose zu ziehen sind, habe ich in folgenden Sätzen zusammengestellt, die eine Uebersicht von dem heutigen Stande unserer Kenntnisse in der Localisationslehre geben sollen.

Es wird angenommen, dass vorhanden sind:[1])
I. Für die Motilität zunächst, absolute Rindenfelder, deren Verletzung jederzeit Lähmung einer bestimmten Extremität setzt, und relative Rindenfelder, welche sich über die ganze sonstige Hirnoberfläche erstrecken, bei denen dies zwar der Fall sein kann, aber nicht mit Nothwendigkeit zu sein braucht. Die absoluten und die relativen Rindenfelder sind gegen einander nicht scharf abgesetzt, sondern klingen allmählich ab, bis fast Null. Natürlich muss deshalb in den relativen Gebieten, soll ein bestimmtes Symptom eintreten, eine um so grössere Läsion vorhanden sein, je weiter dieselbe von dem betreffenden, für dies Symptom massgebenden absoluten Felde entfernt ist.

Aus diesem ganzen Verhältniss der absoluten und relativen Felder, welche für alle Functionen des Gehirns existiren, resultirt die der Flourens'schen Lehre nahe Anschauung, dass in jedem Hirntheil alle Functionen vertreten sind. Dagegen ist der Localisation insofern Rechnung getragen, dass man eine absolute dauernde Lähmung nur durch Zerstörung der motorischen Regionen, eine absolute Blindheit nur durch Exstirpation der Hinterlappen erzielen kann etc.

Sind die absoluten Centren total exstirpirt, so verlieren die relativen ihre Dignität; letztere können die ersteren nicht ersetzen. Ein Mensch, dessen Hinterlappen beiderseits zerstört sind, bleibt für immer blind (Munk). Aber er wird sich von dem am peripheri-

---

[1]) Abkürzungen: F_1 obere, F_2 mittlere, F_3 untere, dritte Stirnwindung.
CA = Centralis Anterior, vordere Centralwindung.
CP = Centralis Posterior, hintere Centralwindung.
LP = Lobulus Paracentralis, die mediale Fläche beider Gyri centrales.
P_1 oberes } Scheitelläppchen. Letzteres umfasst P_2, den Gyrus supramar-
P_2 unteres ginalis, oberhalb des Randes der Fossa Sylvii, und P_2', den Gyrus angularis. — P_1 und P_2 werden durch den Sulcus interparietalis von einander getrennt.
O_1, O_2, O_3, die Occipitalwindungen.
T_1, T_2, T_3, die Schläfewindungen.

schen Sehapparat, an den Augen Erblindeten, selbst von dem Blindgeborenen wesentlich unterscheiden. Ihm wird es unmöglich sein, neue Vorstellungen und neue Begriffe zu bilden, welche an das optische Centrum anknüpfen, alle damit verbundenen gemüthlichen Erregungen, alle damit in Beziehung stehenden Bewegungen, Töne etc. werden aufhören; es werden gewiss auch secundäre Veränderungen eintreten, welche noch andere Felder in Mitleidenschaft ziehen, kurz, das Individuum wird in gewissem Sinne dement werden.[1])

II. Die linke Hemisphäre ist für die Motilität, die rechte dagegen für die Sensibilität mehr begabt; in der linken sind die motorischen, in der rechten die sensiblen Felder ausgedehnter. Auf der ersteren erstrecken sich die motorischen absoluten Felder auf die beiden Centralwindungen, das Paracentralläppchen (LP) und weiter nach hinten bis in's obere Scheitelläppchen (P_1), in den Praecuneus, selbst Cuneus; auf letzterer beschränken sie sich auf die beiden Centralwindungen und den Paracentrallappen (LP) (cf. Abbildungen auf Tafel B, C und D).

III. Die intensivsten sensiblen Rindenfelder fallen in die motorische Region und coincidiren daselbst mit den motorischen, selbst bis auf einzelne Glieder, z. B. Finger. Absolute sensible Felder giebt es nicht. Den Exner'schen procentischen Tabellen zufolge, finde ich dieselben ausserdem besonders im Praecuneus entwickelt, bis 67%, ferner in den Gyr. front. med. et infer., in den Occipitalwindungen, im Gyr. angularis. Im oberen Abschnitt des Lobul. paracentralis linkerseits ist die Sensibilität — nach Exner's Tabellen — stärker

---

[1]) Die Lehre von den relativen Feldern ist keine innerlich physiologisch begründete, weil die Fälle, von denen Exner dieselbe abstrahirt hat, durch die mannigfachsten, rein äusserlichen, vor Allem auch pathologisch-anatomischen Ursachen zu ihrem relativen Werth bezüglich der einzelnen Felder gelangt sein können. Wenn demnach diese Lehre sicher noch viele Abänderungen erfahren dürfte, so ist doch ihr praktischer Werth gross, als eines Schema's, in welches Beobachtungen eingeordnet werden können, bis wir Besseres haben. Sie hilft überdies über manche, sonst unlösbare Schwierigkeiten hinweg, welche auch den Munk'schen Anschauungen von den scharf umgrenzten Feldern für die einzelnen Functionen anhaften, nach denen man sich die Bildung von Vorstellungen schwer erklären kann, was hier des Weiteren auszuführen nicht der Ort ist. Die wichtigsten Einwürfe sind Exner von Nothnagel auf dem Congress für innere Medicin 1887 gemacht worden, von denen ich die vornehmsten den Nachbeobachtern empfehle: Dauernde Monoplegieen, besonders des Arms, sind bisher nur bei Verletzung der Gyri centrales festgestellt worden. — Bei Erkrankung der Rinde der motorischen Gegend kann das Muskelgefühl erhalten bleiben. — Erkrankung des Occipital-, Temporal- und des grössten Theiles des Frontalhirns haben mit Störung der Hautsensibilität nichts zu thun (cf. auch Luciani-Seppilli). — Es scheine das noch nicht zweifellos gesagt werden zu können, ob die Läsionen der Partieen der Rinde, welche motorische Paralysen veranlassen, auch Störungen der Hautsensibilität nach sich ziehen.

als an derselben Stelle rechts vertreten, dasselbe ist bei den Occipitalwindungen und Gyr. angularis linkerseits der Fall. Der convexe Theil des Scheitelläppchens scheint von keiner besonderen sensiblen Dignität.[1])

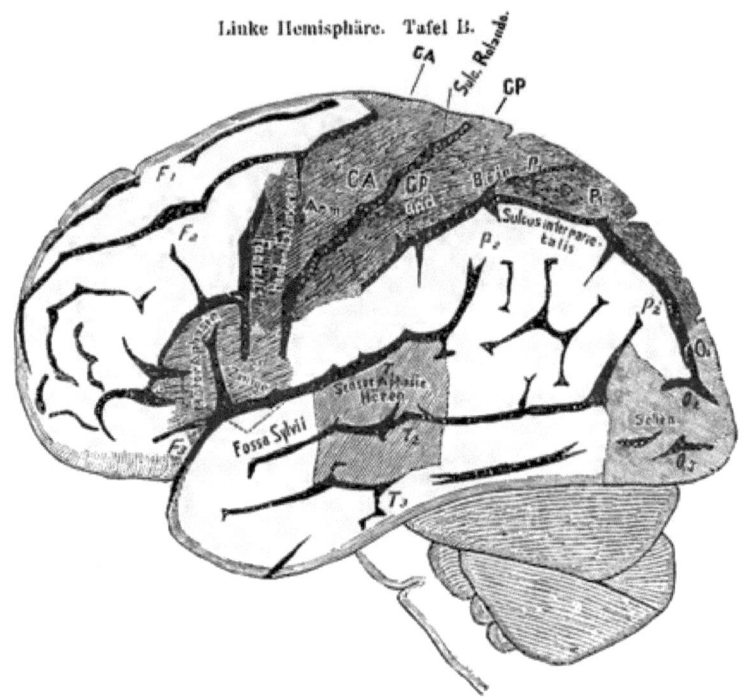

Linke Hemisphäre. Tafel B.

Nach Horsley und Schäfer und nach Ferrier ist der Sitz der Hautsensibilität (common and tactile sensibility) und des Muskelgefühls enthalten im ganzen Gyrus fornicatus incl. G. hippocampi, welchen Wulst sie als Gyrus limbicus, auch als Gyr. falciformis und Gyr. marginatus bezeichnen.

IV. Bei Feststellung des Charakters der einzelnen motorischen Rindenfelder müssen wir daran denken, dass die motorischen Functionen im Hirn willkürliche Bewegungsformen der Glieder bedeuten. Einzelne Muskeln sind daselbst nur soweit repräsentirt, als sie eben singuläre willkürliche Bewegungsformen darstellen.

Es giebt motorische Felder für die oberen und unteren Extremitäten gemeinsam. — Es sind ferner, wie Horsley und Beevor nachgewiesen haben, verschiedene und dieselben Gliederabschnitte

---

[1]) Lépine hat einen Fall mitgetheilt von totaler rechtsseitiger Hemiplegie ohne tactile Störung und ohne Beeinträchtigung der Intelligenz. Zerstört waren: Links CP, die 3 hinteren Digitationen der Insel, der Lob. parietal. superior gänzlich und der Lob. pariet. inf. im oberen Theil.

in der Rinde auf beiden Seiten des Sulcus Rolando vertreten. — Die absoluten Felder sind von verschiedener Empfindlichkeit; z. B. setzt für die obere Extremität schon eine kleine Läsion des absoluten Feldes eine Schädigung, während die Läsion, soll die untere Extre-

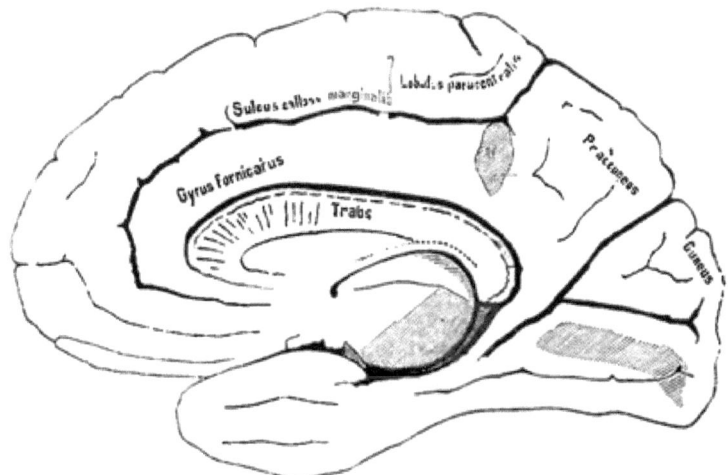

Tafel C. Rechte Hemisphäre.

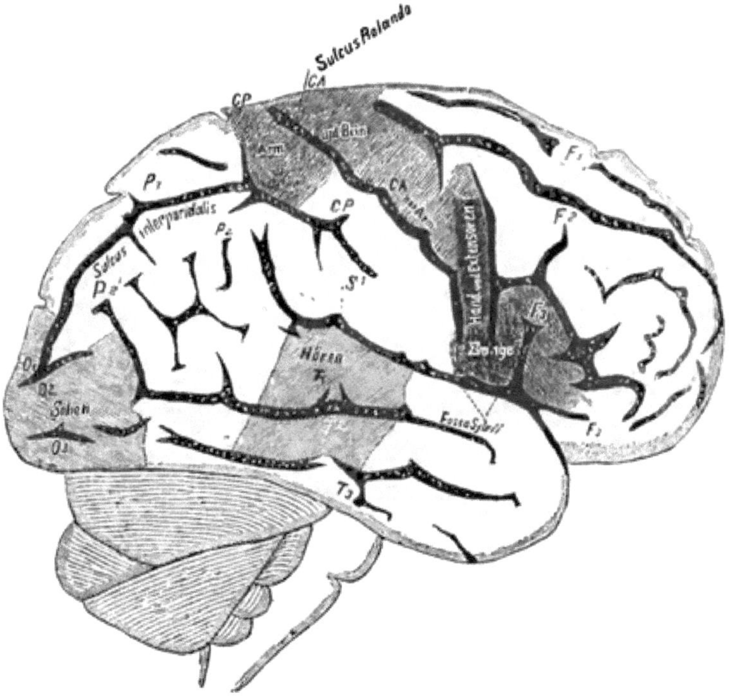

Tafel D. Mediale Fläche.

mität geschädigt sein, grösser sein muss. — Die Möglichkeit ist nicht ausgeschlossen, dass noch andere Centren, als die bisher gefundenen, beim Menschen aufgedeckt werden, von absolutem oder minderem Functionswerth.

V. Die von Hitzig, Lépine, Petrina, Charcot-Pitres, de Boyer, Nothnagel u. A. am Menschen gefundenen Stellen für die verschiedenen Extremitäten, den Facialis, die Zunge, sind im Wesentlichen bestätigt worden. Je tiefer ein Glied am Körper sitzt, um so höher ist dessen Rindenfeld im Gehirn gelagert (de Boyer): Bein am höchsten, dann obere Extremitäten, Facialis, Zunge, das articulatorische und das sog. motorische Sprachcentrum.

Auf der linken Hemisphäre (Tafel B), also für die rechte Seite ist das absolute gemeinsame Rindenfeld für die obere und untere Extremität im oberen Scheitelläppchen (P_1), Paracentralläppchen (LP) und in den beiden oberen drei Vierteln beider Gyri centrales gelagert. Das absolute Rindenfeld des Facialis liegt als schmaler Streif auf dem Gyr. central. anterior (CA) zwischen den beiden Sulci frontales, näher dem oberen.

Auf der rechten Hemisphäre (Tafel C), also für die linke Seite, ist das gemeinsame absolute Feld gelegen im Lobul. paracentralis, im oberen Drittheil des Gyr. central ant. und in einigen Antheilen des Gyr. central. posterior. Die unteren $2/3$ der CA sind für den linken Arm reservirt, mit Ausnahme des untersten Abschnittes.

Ein absolutes Rindenfeld für den linken Facialis giebt es auf der rechten Hemisphäre nicht, sondern nur ein procentisch hoch bewerthetes relatives. Es ist demnach bei Herden in dieser Gegend mehr wahrscheinlich, dass der Facialis zuweilen frei bleibt, als wenn dieselben Herde an analoger Stelle links sässen, und man kann Herde auf der motorischen Region der rechten Hemisphäre, wegen deren kleinerer Ausdehnung, sicherer als auf der linken diagnosticiren.

Entsprechend den von Paneth an Hunden experimentell erhobenen Verhältnissen[1]), scheinen auch beim Menschen die zu verschiedenen Muskelgruppen gehörigen Rindengebiete einander zu decken, sich durcheinander zu schieben. Dies Verhalten, sowie gewisse individuelle Verschiedenheiten, erklären sich aus der Entwickelung der Hirnrinde, welche mehrere Metamorphosen in ihrem äusseren Ansehen durchzumachen hat, ehe sie zu bleibender Gestaltung gelangt, wobei das Schädelwachsthum und die Gefässentwickelung ihre Rolle spielen. Nur das Gebiet des Facialis ist vermuthlich vom Gesammtgebiet der Extremitäten constant getrennt. An den Grenzen des erregbaren Gebietes für letztere finden sich kleine Partieen, welche nur einer einzelnen Muskelgruppe anzugehören scheinen. Die Felder für die Extensoren der oberen Extremitäten scheinen in der CA. etwa gegenüber dem Ursprung des Gyr. frontal. med. zu liegen (Fälle von Reynaud, Mahon,

---

[1]) Pflüger's Archiv 37, p. 523—561.

v. Bergmann), die Flexoren höher oben (Horsley, Landouzy), die Opponenten des Daumens und der Finger (Bastian und Beevor) an der Grenze des mittleren und unteren Drittheils beider Gyri centrales, für Daumen und Zeigefinger im unteren Theile beider Centralwindungen (Fälle von Bramwell, Martin). —
Nach Horsley sitzen die Centren für die Bauchmuskeln im Gyr. fornicatus (marginat.) gegenüber dem hinteren Ende des Gyr. frontal. sup.; nach Ferrier sollen die für die Bewegung des Kopfes und Nackens bestimmten sich unter dem Sule. frontal. primus befinden. Das absolute Rindenfeld für die Zunge sitzt beiderseits im untersten Abschnitt der CA und an der Basis des Gyr. frontal. inf. Ein relativ hoch bewerthetes Feld für dieselbe — 63⁰⁄₀ — ist der Gyr. supramarginalis, und zwar rechterseits höher als links. —
Der articulatorische und motorische Impuls zur Wortbildung geschieht vom unteren Theile der CA aus und vom Fuss des Gyr. frontal. inf. sinister. Verletzung der letzteren Stelle bewirkt motorische oder ataktische Aphasie (Broca). Man hat sich vorzustellen, dass diese Orte, wie die übrigen absoluten motorischen Rindenfelder, nach Nothnagel's treffender Ausführung, Sammelpunkte darstellen für das psychische Geschehen auf der gesammten Hirnrinde, Sammelpunkte, in welchen durch die Associationsfasern, von den verschiedensten Stellen der Rinde her, der Innervationsimpuls in die functionell isolirte Stabkranzfaserung tritt. So wird es verständlich, dass verschiedene Formen der Aphasie — und ich darf hier nur nebenher erwähnen, dass die Verletzung der Hörsphäre im Schläfelappen sensorische Aphasie oder Worttaubheit (Wernicke, Kussmaul) bewirkt — durch die Zerstörung von verschiedenen, zuweilen selbst entlegenen Hirnrindentheilen hervorgerufen werden können, vorausgesetzt, dass die Herde nur gross genug sind. Letzteren Satz habe ich 1877 gelegentlich der Mittheilung eines Falles aufgestellt, bei welchem amnestische und ataktische Aphasie nebst Hemianopsie und rechtsseitiger Parese bedingt wurden durch eine Geschwulst im Occipitallappen, welche bis in den Praecuneus Erweichung gesetzt hatte[1]).

Auf dem letzten Congress für innere Medicin hat Naunyn neben der motorischen und sensorischen Aphasie eine dritte Form als gemischte Aphasie bezeichnet, bei welcher die Verletzungen theils in der motorischen Region, theils im Schläfelappen, am häufigsten im unteren Scheitelläppchen und zwar im Gyr. angularis, in derjenigen Windung gefunden werden, welche zwischen Hör- und Sehsphäre gelagert ist. Es muss unser Bestreben sein, diese gemischte Aphasieform, deren Aufstellung sicherlich vorläufig dem praktischen Bedürfnisse entsprach, deren pathologisch-anatomische Fixirung Naunyn's Verdienst bleibt, durch genaue Analyse der einzelnen Krankheitsäusserungen noch weiter zu differenziren, wie dies Lichtheim und Wernicke mit den Aphasieen überhaupt versucht haben. — Aus der Thatsache,

---

[1]) Centralblatt für praktische Augenheilkunde 1877, p. 254.

welche jedem einigermassen erfahrenen Arzt bekannt ist, dass die Aphasieen selten rein, dass sie vielmehr häufig, besonders in der ersten Zeit ihres Bestehens, als „gemischt" sich darstellen, könnten leicht „die gemischten Aphasieen" in der Litteratur bedeutend anwachsen. Deshalb ist es vielleicht nicht überflüssig anzumerken, dass wir nicht gleich die Diagnose „gemischte Form der Aphasie, also Affection des Gyr. angularis", ohne genauere Begründung, machen dürfen. —

Indem ich an der Hand der obigen Localisationssätze an eine Besprechung der auf Tafel A verzeichneten Tumorenfälle I, IV, V, VI und VII herangehe, bemerke ich, dass die ersten drei isolirte Tuberkelknoten betrafen, welche in den Gehirnen chronisch Geisteskranker sich vorfanden, bei welchen die Schwierigkeiten der Beobachtung sich bedeutend erhöhen. Die beiden letzteren Fälle sind Tumoren, von denen psychisch intacte Personen befallen wurden.

Seit Instituirung der Sammelforschung über Tuberculose, welche diesen Verhältnissen eine schärfere Aufmerksamkeit zuzuwenden nöthigte, ist es uns aufgefallen, dass bei chronisch Irren, welche von Tuberculose als der weitaus häufigsten, bei ihnen fast gewöhnlichen Todesursache hingerafft wurden, der Locus minoris resistentiae, das Gehirn, relativ intact bleibt. Wir haben Tuberculose der Lungen, der Pleuren und Bronchialdrüsen constatirt, besonders häufig, da die Irren die Sputa gewöhnlich verschlucken, solche des Darmes in grosser Ausdehnung, und der Mesenterialdrüsen; die Unterleibsdrüsen, Leber, Milz, Nieren, waren recht oft mit miliaren Knötchen besetzt; das Gehirn sahen wir nur in kaum $2^0/_0$ als Sitz der Tuberculose, und zwar waren dies jedesmal agglomerirte Tuberkelknoten. Ueberaus selten ist die miliare Meningitis tuberculosa; da ich derselben überhaupt nur einmal begegnet bin, so muss ich sie — wie die Tuberculose des serösen Epicards, welche gleich selten ist — geradezu als Rarität bei den chronischen Geisteskranken bezeichnen.

Die agglomerirten Tuberkelknoten waren theils einzeln (Fall I), wahrscheinlich traumatischen Ursprunges, theils multipel, und dann annähernd symmetrisch auf beiden Hemisphären vertheilt. Die letztere Art des Vorkommens deutet auf den wahrscheinlichen embolischen Ursprung; ich weiss von solchen Knoten, die von einer tuberculösen Ohreneiterung herstammten. Sie mögen, wie die aus gleicher Ursache herstammenden Abscesse, dann meist im Schläfelappen und Kleinhirn sich finden. Wie bekannt, sitzen die Tuberkelknoten häufig als Beleggeschwülste an der Peripherie und haften an der Pia, mit welcher sie sich gewöhnlich abziehen lassen, indem sie sich glatt aus der Substanz auslösen. Aber auch im Gewebe, z. B. im Corp. striat., Pons werden sie gefunden; von der Peripherie aus sah ich mehrmals diese Knoten die Dura durchbrechen; sie sassen letzterer Haut alsdann als Fungus Durae matris pilzförmig breit, mit schmälerem Stiel auf, und usurirten den Knochen einmal bis zu dem Grade, dass nur eine dünne, glasig durchscheinende

Lamelle der Tabula externa des Schädels noch vorhanden war. Es interessirt, dieses Wachsthum durch die Hirnhäute und den Knochen hindurch zu kennen, weil der Chirurg dort zu dem Glauben kommen kann, es mit einer Ostitis tuberculosa zu thun zu haben, wo der Krankheitsherd bis zu beträchtlicher Tiefe sich in die Hirnsubstanz erstreckt.

Auch die grössten Tuberkel setzen sich bekanntlich aus den miliaren Knötchen zusammen, welche um die Bacillen sich bilden. Die Anordnung der Knötchen ist meist eine kreisförmige, um ein Lymphgefäss oder ein kleines Blutgefäss herum, in dessen adventitiellem und periadventitiellem Raum man auf Schnitten auch die Bacillen findet. Die Gefässe selbst, und zwar alle Häute, gerathen in Entzündung und Wucherung, am stärksten die Adventitia. Es erfolgt um die Adventitia herum eine massenhafte Ansammlung von Leukocyten und eine Neubildung von Bindegewebe, welche die einzelnen miliaren Knötchen und Conglomerate derselben zusammenfasst und wie ein Paket umschnürt, indem es gesunde Gewebspartikel zwischen sich nimmt. Die Gefässe thrombosiren, das Gewebe verfällt der Coagulationsnekrose und den weiteren Folgezuständen der Verkäsung und Verkalkung. Daher zeigt ein Schnitt durch solchen Tuberkelknoten neben vielen thrombosirten Gefässen und den periadventitiellen Leukocytenanhäufungen, welche wie grosse Ringe das verdickte Gefäss umgeben, deutliches fibröses und auch faseriges Bindegewebe und die veränderten specifischen Elemente des durch Strangulation ertödteten Gewebes in einer Gestalt, dass dieselben kaum zu erkennen sind. So sieht man Ganglienkörper in hyaline, verhornte Schalen verwandelt, deren Form höchstens ihre Herkunft verräth, und noch andere räthselhafte Elemente.

Aus dieser Art des Wachsthums des Tuberkels, welchem dasjenige mancher Tumoren gleicht, ist es klar, dass er selbst an empfindlichen Hirnstellen zuerst keine Symptome machen wird; dieselben werden sich dann bemerklich machen, wenn das Zusammenschnüren der einzelnen Knötchen erfolgt. Dann wird es oft Reizzustände neben subparalytischen Zuständen geben, wie bei der Sclerose en plaques. Der Tremor, welcher der Ausdruck ist eines Reizzustandes in einem subparalytischen Gliede, ist daher ein für Tuberkel charakteristisches Symptom. Dass es lediglich die allmähliche Abschnürung, der mit Subparalyse gepaarte Reiz ist, welcher den Tremor hier bewirkt, beweist am besten die Anwesenheit des Tremor bei syphilitischen und encephalitischen Plaques, wo ähnliche pathologisch-anatomische Verhältnisse obwalten. Es kann also geben: ein Stadium der Latenz, ein Stadium der Reizung und, wenn der Process abgeschlossen ist, wiederum der Latenz. Zu jeder Zeit können endlich Symptome auftreten, welche dadurch hervorgerufen werden, dass der Tuberkel, der Tumor durch eine Erweichung in seiner Umgebung aus der Hirnmasse ausgelöst wird.

I.

Paujas, 38 Jahre alt, Hausdiener, wegen Epilepsie in Dalldorf aufgenommen und als unheilbar geisteskrank im September 1881 nach Schöneberg verlegt. Nach einem Atteste der Dalldorfer Aerzte litt er an Epilepsie, nebst unheilbarer Geisteskrankheit. Ueber die Natur der epileptischen Anfälle ist nichts angegeben: nur heisst es, dass er nach den Anfällen sehr erregt, verwirrt und aggressiv gegen seine Umgebung sei. Auch habe er zugleich tagelang Gesichts- und Gehörstäuschungen und unterhalte den Wahn, dass andere Kranke ihn verfolgen, misshandeln und ausspotten würden.

Die letzten 6 Jahre sind Anfälle garnicht gesehen worden: er zeigte sich im Allgemeinen schwachsinnig, freundlich heiter, zu Possen aufgelegt. So stellte er sich vor irgend einen Mitkranken hin, riss, offenbar muthwillig, die Augen weit auf und lachte aus vollem Halse. Wärter und Aerzte hielt er für frühere Bekannte von sich, welche ihn nach Dingen fragten, welche sie selber besser wüssten. Er benahm sich kindisch und albern, pfiff, schrie plötzlich oft laut auf oder lachte krampfhaft. Die ersten Jahre war er ganz unbeschäftigt. Er erklärte, er wäre schön dumm, wenn er arbeitete, er wolle den suchen, der die Arbeit aufgebracht, er sei für die Arbeit zu schade und Aehnl. dergl. Was er sonst über die einfachsten Dinge hinaus sprach, war verworren und unverständlich. Zuweilen ging er tagelang mit gesenktem Kopf umher, blieb plötzlich stehen, lachte oder ging schimpfend auf seine Umgebung los. Manchmal sprach er unverständlich von Frauenzimmern, die ihm im Wege ständen, über welche er sehr böse war, so dass er sie zu schlagen suchte.

Mehrmals ist ein erotischer Zug im Journal verzeichnet; einmal äusserte er, seine ganze Umgebung bestände aus Mädchen. Auch Gehörstäuschungen sind beobachtet worden. Seit 1886 beschäftigte er sich anhaltend beim Bau, Kohlentragen, Holzschneiden, zeigte meist ein lachendes Gesicht. Doch wurde er zeitweise auch plötzlich erregt, trat auf den Nächststehenden zu, fasste ihn derb an und sagte: er sei Derjenige, der ihn schimpfe und ihn quäle, er könne diese Schmerzen nicht mehr aushalten. Er wurde dabei ganz blass im Gesicht; nach höchstens einer Viertelstunde hatte er sich immer beruhigt und zeigte seine gewöhnliche blödsinnig lächelnde Physiognomie, schien auch von der Erregungszeit keine Erinnerung zu haben. Im Frühjahr 1887 nahm man bei dem Patienten eine starke Abmagerung und Schwäche wahr, es traten Schalldifferenzen am Thorax, unregelmässiges, hektisches Fieber auf, im Sputum reichliche Bacillen, Eiweiss im Urin; er bohrte den Kopf in die Kissen, knirschte viel mit den Zähnen, starb am 15. Juli.

Aus dem Sectionsbefunde hebe ich hervor, dass das Stirnbein 1 Centimeter dick, der ganze Schädel überhaupt schwer war und wenig Diploë enthielt.

Bei Herausnahme des Gehirns zeigt sich rechterseits, etwa einen Centimeter von der Mittellinie und 2 Centimeter über dem Augendach, an der Innenseite der Dura eine Geschwulst, welche derselben pilzartig aufsitzt. An dieser Stelle sind Dura, Pia und Gehirn in Eins verwachsen, so dass die Geschwulst durchschnitten werden muss. Dieselbe, welche einem länglich-runden Kartoffelknollen gleicht, ist etwa 4 cm lang, etwas über 3 cm breit, und nimmt genau die Spitze des rechten Stirnlappens ein, dort wo die oberste Stirnwindung in die Orbitalwindung umbiegt. Auch die mittlere Stirnwindung ist mitbetroffen, die untere ist ganz frei. Die Geschwulst durchbohrt die Dura nicht; auf der ihr zugewandten Seite ist der Knochen, an dem die Dura hier fester haftet, stärker vascularisirt, aber nicht arrodirt. Sonst ist die Pia ödematös, aber klar, nirgends eine Spur von miliaren oder conglomerirten Tuberkeln. Im Gehirn sonst nichts Bemerkenswerthes. Es fand sich ferner Miliartuberculose der Lungen mit Cavernen und Fettleber. Der Hirntumor hatte auf dem Durchschnitt das Aussehen einer Lymphdrüse von fester Consistenz: er löste sich aus der erweichten Hirnmasse leicht aus, liess viele runde kernige Zellen und einige geschwänzte erkennen; Bacillen konnte man bisher darin nicht finden.

Der Fall war nicht diagnosticirt worden, weil der Sitz des Tuberkelknollens an einer für uns noch indifferenten oder latenten Hirnstelle sich befand. Der Sitz entspricht den Quadranten 214, 215, 218, 219 auf Tafel I in Exner's Werk, für welche die Symptomlosigkeit mit 100 % verzeichnet ist, d. h. alle bisher bekannten Erkrankungen dieser Stelle sind symptomlos verlaufen. Natürlich ist diese Stelle darum weder eine indifferente, noch latente; wir haben nur deswegen bisher kein Symptom, weil ihre Verbindung mit der motorischen Region eine äusserst lose ist, weil sie, wegen einer vielleicht auf psychischem Gebiete liegenden Bedeutung, in ihrem Werth für die Motilität zu den relativsten Rindenfeldern gehört.

Als ich das Studium der Psychiatrie vor vielen Jahren begann, glaubte ich, ein Schlüssel für die Abirrungen des menschlichen Geistes müsse sich ergeben, wenn man die Geistesstörungen beobachte und sammle, welche die Herderkrankungen des Gehirns begleiteten. Ich begann mit einer solchen Sammlung und kam zunächst bald dahinter, dass, von Vergesslichkeit, Dementia, von psychischen Schwächezuständen abgesehen, jede Form von Delirien dabei möglich ist, hypochondrische, melancholische, Verfolgungsideen und Grössenideen, so dass Verdacht auf Paralysis progr. entsteht. Eine gewisse Form indess von Geistesstörung, den Blödsinn mit eigenthümlich heiterer Aufregung, die sogenannte Moria, sah ich einzig und allein bei Tumoren in den Stirnlappen. — Ich verfüge über mehr denn ein halbes Dutzend solcher Fälle, worüber ich früher, wegen der Schwierigkeit der Darstellung und Abgrenzung der Symptome und wegen ihrer Inconstanz, Nichts publicirt habe. Eine Besprechung scheint mir jetzt an der Zeit mit Rücksicht auf Goltz, der eine bestimmte Characteränderung bei seinen, an den Stirnlappen operirten Hunden bemerkt hat, welche er als Gemüthsstörung bezeichnet (Pflüger's Archiv XXXIV p. 477). Bei doppelseitiger Exstirpation der Stirnlappen, denn bei einseitiger sind diese Veränderungen nach Jaques Loeb nicht wahrzunehmen, sah Goltz eine zornige, heftige Gemüthsart, bei Exstirpation der Hinterlappen einen gefügigen, gutmüthigen, sanften Charakter bei früher von Natur selbst bösartigen Thieren entstehen. Die Hunde der ersten Kategorie sind ausgezeichnet durch eine erhöhte Reflexerregbarkeit, indem sie unfähig werden, die Reflexe willkürlich zu hemmen. Damit eben im Zusammenhang steht der reizbare aufgeregte Charakter, das unbändige Umherrennen, was sie als gewaltthätig und als rauflustige Krakehler erscheinen lässt, während sie früher zutraulich und friedlich waren. (Loeb, Pflüg. Archiv XXXIX p. 309.) Man kann gerade hinsichtlich der Abänderung des Geistes am wenigsten auf Uebereinstimmung zwischen Mensch und Thier rechnen und muss mit entfernten Anklängen schon zufrieden sein. Inwiefern solche vorhanden sind, mögen folgende Auseinandersetzungen lehren.

Unser Kranker war im Wesentlichen gutmüthig, hallucinatorisch und anderweit ziemlich verwirrt und geistig schwach, zu allerlei, manchmal groben Spässen und Neckereien aufgelegt. Die Zornanfälle, an welchen er litt, glaube ich wegen ihrer Grundlosigkeit, Plötzlichkeit im Ausbruch und Nachlass und wegen der ausgesprochenen vasomotorischen Begleiterscheinungen, der Gesichtsblässe, endlich wegen der anscheinenden Amnesie für dieselben, als epileptische Aequivalente ansprechen zu sollen. Sie würden als solche auch dann anzusehen sein, wenn plötzliche Hallucinationen sie veranlasst haben sollten. Pat. hat an epileptischen Anfällen früher sicher gelitten, über deren Natur von Dalldorf keine Auskunft ertheilt wurde; er wurde von dorther auch als epileptisch geisteskrank bezeichnet, obgleich seine Geisteskrankheit eigentlich nicht den Stempel der epileptischen trug. Eine gewöhnliche epileptische Manie mit moriaartigem Anstrich war sie nicht, denn dergleichen Manieen gehen mit tieferen Störungen des Bewusstseins einher und treten überdies als vorübergehende Folgezustände nach epileptischen Anfällen auf, was hier nicht zutraf. Weder bei diesem, noch bei den anderen Patienten dieser Gattung habe ich erhöhte Reflexerregbarkeit gesehen. Obgleich ausgesprochenere Lähmungen fast in allen Fällen bis zum Tode fehlten, so waren die Bewegungen bei einigen doch eher schwerfällig und unbeholfen. Bei einigen kam es vor, dass sie ihre Mitkranken schlugen, höhnten, dass sie manchmal mürrisch und reizbar erschienen, was besonders bei Hirnkranken begreiflich ist; als eigentliche bösartige Charaktere waren sie jedoch nicht zu bezeichnen. Vielmehr trat bei ihnen eine gewisse humoristische, läppische Art in Reden und Benehmen zu Tage, welche sie komisch erscheinen liess. Diese Heiterkeit ist aber darum pathognomischer als das mürrische Wesen, weil sie den Verhältnissen der Patienten nicht entspricht. Vielleicht lag diese unfreiwillige Komik in dem Contraste zwischen ihrer sonstigen Apathie und Vergesslichkeit und plötzlichen Lichtblicken, in denen sie, wahrscheinlich ihrem ursprünglichen Naturell entsprechend, muntere und selbst sarkastische Aeusserungen thaten. Als ich einmal mit meinen Assistenten lateinisch in Gegenwart von Fall III sprach, fuhr der Pat. in äusserst humoristischer lateinischer Rede fort, als wollte er mich überzeugen, dass er diese Sprache verstehe, trotzdem er Kaufmann sei.

Einen andern 67jährigen, sonst dementen Kranken, der einen Tumor im linken Stirnlappen trug, sah ich in der Charité oft, wie er, Charpie zupfend, an einem Tische am Fenster sass und über alle Passanten witzelnde Bemerkungen machte, worüber die im Kreise umherstehenden Wärter sich ergötzten. — Ein anderer 44jähriger Patient wurde, wegen seines agitirten, scheinbar mit Bewusstsein unsinnigen Wesens, als „Simulant" angesehen. Er gab quere Antworten, als hätte er nicht recht verstanden, und schnitt dabei komische Grimassen. Seine Mitkranken höhnte und schlug er, nahm ihnen das Essen fort; er legte sich lang im Zimmer aus und wollte einmal die Kommode abrücken, um sich dahinter zu legen, weil er müde sei. Er urinirte in's Bett und versicherte lachend, er habe geschwitzt. Mit Vorliebe führte er unzüchtige Reden und sang gemeine Lieder. Man konnte ihn schwer untersuchen, denn er liess den Kopf vornüber oder nach einer Seite hängen, kniff die Augen zu, an deren Optici übrigens partielle weisse Atrophie festgestellt wurde u. s. w. Ziemlich plötzlich wurde er schlafsüchtig und starb im Coma. Es fand sich ein Tumor im linken Stirnlappen.

Goltz hat nach Bestätigung seiner Beobachtungen durch die Erfahrungen der Pathologie am Menschen gesucht. Er führt den berühmten Crowbar-case und einen anderen Fall von Baraduc an. Ersterer, ein Mann, dem ein Stück eines Brecheisens durch den Schädel gefahren war, hat zwar nach Ferrier's Referat annähernd gleiche Symptome geboten; es ist jedoch durch keine Section festgestellt worden, welche Hirntheile verletzt waren. Der Baraduc'sche Fall nähert sich bedeutsam der von mir gegebenen Schilderung. Atrophie sämmtlicher Stirnwindungen beiderseits, nebst Verkleinerung des Calibers der zu ihnen führenden Arterien, bewirkt: Bizarrerie, Heiterkeit, Eigenwillen, Eitelkeit, Sprachstörung, schliesslich Demenz. Allenfalls könnte ein Fall von Wilks noch hierher bezogen werden: Auffälliges, mürrisches Wesen, Demenz: Eigrosser Tumor im Mark des linken Stirnlappens.

Ich habe jedoch einen Fall in Longet's Physiologie des Nervensystems (übersetzt von Hein. Leipzig 1847. p. 552) gefunden, dessen Uebereinstimmung überraschend ist: Skirrhöse Geschwulst im rechten Stirnlappen, fast wie in unserem Fall I gelagert, und eine symmetrisch im linken Stirnlappen sitzende, findet sich bei einem Kranken, der von Velpeau und Delpech in einer schriftlichen Mittheilung an Longet folgendermassen beschrieben wird:

Charles Paris, 66 Jahre alt. Coiffeur, kam am 25. Februar 1843 wegen eines alten Uebels in den Harnwegen zur Charité. Sehr eingenommen von seinem Geist, ist er ein Spötter, treibt Scherze bis zur Ausgelassenheit und ergiebt sich mit der grössten Unzüchtigkeit der Masturbation. Uebrigens antwortet er vernünftig auf alle vorgelegten Fragen. Während seines Aufenthaltes im Krankenhause überzeugte man sich, dass die Bewegungen seiner Glieder vollkommen frei seien und dass das Sprechen durchaus nicht gestört sei. Ganz plötzlich wurde er überaus schwach und erlag am 7. März, indem er bis zu seinem Tode schwatzte.

Wie ich oben bereits angedeutet, bin ich weit entfernt zu behaupten, dass im Stirnlappen alle Herde, oder auch nur die Tumoren von der Moria als eigenartiger Psychose begleitet würden.

Giebt es doch Stirnlappentumoren, die selbst mit melancholischen Zuständen einhergehen (Ewald Grimm. Wiener med. Wochenschrift XVIII, 1868, p. 41—43). Man findet die Moria nur bei einer gewissen Zahl von Stirnlappenerkrankungen und durchaus nicht bei Tumoren allein. Dies eigenthümliche psychische Krankheitsbild zeigt sich ebenso bei manchen Paralytikern im Beginn ihres Leidens, bei senil Dementen, bei manchen Säufern, wo freilich gleichfalls Atrophie der Vorderlappen vorkommt.

Nun sind, von der motorischen Aphasie bei linksseitigem Sitz des Herdes abgesehen, für die Affectionen der Stirnlappen bisher Symptome überhaupt nicht gewonnen worden. Ausgesprochene Lähmungen werden bei Herden in der prae-Rolando'schen Gegend nicht gesetzt, und Störung des Geruchs und Sehens nur bei indirekter oder direkter Einwirkung auf Olfactorius und Opticus. Daher sehe ich die beschriebene Psychose als eine Erscheinung von Bedeutung für die Localisation im Stirnlappen an. Zeigen uns z. B. Kopfschmerz, Krämpfe, Erbrechen die Existenz einer Neubildung im Gehirn überhaupt an, so dürfen wir dieselbe in die Stirnlappen versetzen, wenn der Patient mit Moria behaftet ist. Denn es scheint Moria, soviel ich auch aus der Litteratur habe Ueberzeugung schöpfen können — die psychischen Symptome sind oft unerwähnt, wenn sie nicht hervorstechend waren —, bei Herden, insbesondere Tumoren, in den übrigen Hirntheilen nicht, und nur bei solchen in den Stirnlappen vorzukommen.

IV.

Neumann, Zimmermann. Aufnahme 18. April 1881. † 30. April 1885. 39 Jahre alt. Patient war Potator strenuus. Das über ihn im Januar 1880 in Dalldorf ausgestellte Attest besagt, dass er durch Jahre langen Gebrauch von Spirituosen geistesgestört wurde. Er leide an Anfällen, in denen er, durch Hallucinationen veranlasst, die tollsten Handlungen begehe. Er sei bei Nacht durch das Fenster seiner Kellerwohnung auf die Strasse geklettert, habe sich an den Scherben des Fensterglases dabei eine grosse Wunde beigebracht, habe laut um Hülfe gerufen. weil man ihm nach dem Leben trachte. Er erzählte ausserdem, dass die Leute auf der Strasse über ihn sprächen; er tobte, wenn man seinen sinnlosen Handlungen entgegentrat, derartig, dass er mit Gewalt gebändigt werden musste. In der Anstalt in Schöneberg versank er bald in Apathie, eine Folge des immer mehr zunehmenden Schwachsinnes; er hallucinirte noch häufig, führte leise Selbstgespräche, stand stundenlang auf demselben Fleck, ohne sich zu rühren. Zu Zeiten lag er auch tagelang schlafend auf einer Bank, die Jacke über den Kopf gezogen, völlig unthätig. Er hatte einen finsteren und mürrischen Gesichtsausdruck, besonders in den letzten Jahren seines Lebens; wenn man ihn anredete, so drehte er sich entweder kurz um und ging davon, oder er drohte mit Schlägen, wenn man ihm nicht vom Leibe ginge. Er wurde unsauber, verweigerte zeitweise die Nahrung, indem er behauptete, er dürfe nicht essen, es sei ihm verboten. Eine im Juli 1883 mit Mühe ausgeführte Untersuchung ergab rechtsseitig die Residuen einer überstandenen Pleuritis. Sein mürrischer Gesichtsausdruck änderte sich in den letzten Jahren dahin, dass er verdrossen zwar, aber zugleich so aussah, als müsse er jeden Augenblick anfangen zu weinen. Er hatte die Gewohnheit angenommen, mit herabhängendem Kopf und unbeweglich starr vor sich hingehaltenen Händen auf einer Stelle zu stehen, oder automatisch herum zu laufen. Einsilbige, abweisende Antworten ertheilte er noch immer, oder er gab die Frage als Antwort zurück. Einmal erwiederte er auf die Frage, ob er nicht die Freiheit wünsche, was er draussen solle, er werde ja doch bald sterben. Noch im April 1885 ging er mit herabhängendem Kopf umher, ist also sicher nicht gelähmt gewesen. Nie hat er eine Beschäftigung vorgenommen. Theils wegen schlechten Aussehens, besonders aber, weil seine Füsse schwollen, wurde er am 25. April 1885 in das Lazareth aufgenommen. Die körperliche Untersuchung ergab: Fehlen der Inspirationsbewegungen des Brustkorbes rechterseits und Dämpfung von der dritten Rippe ab. Herzdämpfung nicht abzugrenzen, kleiner, frequenter, zuweilen unregelmässiger Puls, geringes Fieber. Starkes Oedem der Füsse und Unterschenkel. Urin spärlich. Harnmenge vom 25,26. nur 250 Cubikcentimeter betragend, enthält ziemlich viel Eiweiss, reichliche, theils hyaline, theils granulirte Cylinder. Keinerlei deutliche Lähmungen, weder an Kopf noch an Extremitäten.

Am 28. April betrug die Urinmenge nur 55 Cubikcentimeter, enthielt reichlich Eiweiss, viel granulirte mit zerfallenen Blutkörperchen besetzte Cylinder. An demselben Tage schrie Patient im Bett plötzlich auf: „Meine Beine!" Es erfolgte ein Anfall von allgemeinen Krämpfen mit Bewusstlosigkeit, Heben des Rumpfes, heftigen Zuckungen in beiden Armen, Cyanose, unwillkürlichem Kothabgang, hinterher Amnesie. Trotz aller Diuretica blieb die Urinausscheidung gering; am 29. bemerkte man Anasarca; Patient wurde unruhig, zog die Beine an den Leib, versuchte sich umzulegen. Die Temperatur sank bis auf 33,4. und Patient starb am 30. April.

Die am 1. Mai vorgenommene Section zeigte am frischen Rückenmark makroskopisch nichts Besonderes. Beide Lungen mit dem Thorax verwachsen, das Herz von den Lungen überdeckt; Herzspitze an normaler Stelle, der rechte Ventrikel ragt über den rechten Sternalrand hinaus. Herzgewicht 270 g, Klappen schlussfähig. Aorta $8^{1}/_{4}$, Pulmonalis 8 cm breit, Herzfleisch braunroth, links 2 cm, rechts $^{3}/_{4}$ cm dick, an den Klappen geringe Verdickungen. Mikroskopisch braune Atrophie des Herzfleisches. Die rechte Lunge ist von dem Thorax fast gar nicht loszulösen. In beiden befinden sich, neben vielen peribronchitischen Herden, auch graue miliare Tuberkel. Die Nieren bieten das Bild der parenchymatösen und interstitiellen Entzündung, welche auch mikroskopisch bestätigt wird. Man sieht in den Harncanälchen reichliche Rundzellen mit Fibrin, die Glomeruli sind theils atrophisch, theils mit Rundzellen angepfropft.

Der Schädel ist hyperostotisch, besonders am Stirnbein; die Dura verdickt und mit schalenartigen blutigen Pseudomembranen beiderseits auf der Innenfläche versehen. Beim Abziehen der Dura gehen links auf der Höhe des Scheitels eine erbsgrosse und eine nussgrosse Excrescenz mit, welche letztere flach $1/4$ cm über der Dura emporragt und einen entsprechenden Defect in der Hirnsubstanz zurücklässt.

Pia ist verdickt, lässt sich im Allgemeinen gut abziehen, nur nicht an bestimmten Stellen, wo, bei dem Versuch hierzu, sich harte Geschwülste auslösen, die in die Gehirnsubstanz eindringen und an der Pia haften bleiben. Ausserdem zeigen an einzelnen Stellen die Windungen weissliche, durchscheinende Verfärbung, welche, wie man beim Einschneiden bemerkt, Geschwülsten entsprechen, die von meist rundlicher Gestalt, zuweilen confluirend, fast ausschliesslich die graue Substanz einnehmen. (Cf. Taf. A **IV**).

Rechterseits sitzen solche zwei kirschgrosse Tuberkel im oberen Viertel der hinteren Centralwindung, genau an der Grenze gegen das zweite Viertel. Ein anderer gleich grosser sitzt an der Abdachung derselben

Windung gegen das obere Scheitelläppchen hin, mehrere erbs- bis linsgrosse zum Theil einzeln, theils confluirt, finden sich in diesem selbst und der ersten Occipitalwindung; ein klein-kartoffelgrosser vorwiegend in der zweiten und ersten Windung des Schläfelappens.

Linkerseits zeigt sich eine annähernd symmetrische Zerstörung der hinteren Centralwindung, in deren oberem Theil, durch 2 Tuberkel, von denen der oberste erbsgross ist, der andere, an der Grenze des ersten und zweiten Viertels (von oben gerechnet), aus drei confluirenden Tuberkeln besteht und im Ganzen die Grösse einer kleinen Wallnuss hat. Derselbe vergrössert sich nach der Tiefe bedeutend und hat dort die Windung völlig zerstört. Ein haselnussgrosser liegt endlich an der Grenze des oberen Scheitelläppchens gegen das untere. Es finden sich nirgends an der Pia miliare Tuberkeln; auch die Gefässe bieten nichts Besonderes; auch sonst an der Hirnsubstanz Nichts hervorzuheben.

Wiederum ein Fall ohne Diagnose des Hirnleidens, trotz zahlreicher Herde! Weil solche Fälle eine Menge belehrender Fragen und Betrachtungen uns nahe legen, sei demselben gleichwohl eine kurze Besprechung gewidmet. Es sind Lähmungserscheinungen nicht beobachtet worden; die finalen Krämpfe waren sicher urämischen Ursprungs. Die Tuberkel im Scheitellappen, im Occipitallappen und im rechten Schläfelappen waren nicht zu erkennen, weil der mürrische, abweisende Charakter des Patienten (Immanitas ebriosa) eine Untersuchung der Sinnesorgane unmöglich machte. Er konnte ganz gut auf dem linken Ohr rinden- oder seelentaub, auf den Augen seelenblind oder rindenblind sein; da er willkürlich keine Angaben machte, so konnten wir davon nichts wissen. Dasselbe gilt von den Störungen der Sensibilität. Weshalb aber verriethen die beiden kirschgrossen Knoten in der rechten CP und die an fast symmetrischer Stelle links gelagerten ihre Anwesenheit nicht? Wie Exner über diese Orte denkt, zeigt Ihnen ein vergleichender Blick von Taf. A mit Taf. B und C. Nothnagel hat sich dahin ausgesprochen, dass motorische Störungen auftreten sowohl bei Läsion der CP. wie der CA, wie der Thaleinsenkung des Sulcus Rolando. Wenn wir nun auch dem Umstande Rechnung tragen, dass rechts der obere Theil der CP nur an einigen Stellen absolut ist, so hätte man doch, auch wenn eine Lähmung des Beines, nach Exner, einen grösseren Herd verlangt, mindestens eine Lähmung des rechten Beins erwartet von dem kirsch- und von dem wallnussgrossen Knoten in der linken CP oben, weil diese Stelle eine absolut motorische ist.

Wir müssen uns indess der Möglichkeit erinnern, dass, bei der grossen Ausdehnung der für Arm und Bein gemeinsam bestimmten Partieen der linken motorischen Region, auch ein wallnussgrosser Herd vielleicht nur eine einzelne Function des Beines. z. B. die Auswärtsdrehung, aufheben kann. Bei unserem Pat. war die Motilität, nur im Ganzen und Groben genommen, anscheinend unversehrt geblieben. Ihr wirkliches Verhältniss ist um so schwieriger zu beurtheilen gewesen, als gerade wegen der Symmetrie der Tuberkel rechts und links eine doppelseitige Abschwächung der Unterextremitäten in der That vorhanden gewesen sein mag, ohne dass wir sie bei den kurzen Schritten, die Patient automatisch höchstens vollführte, bemerken konnten. Unsere Diagnose einer Lähmung stützt sich auf vergleichende Prüfung, wobei wir selbst zu vergessen pflegen, dass, neben dem Hauptstrom motorischer Erregung für die gegenständige Seite, ein Nebenstrom für die gleichnamige Seite bei jedem Willensact entsteht. Daher zeigen Gelähmte, welche man dynamometrisch misst, eine Abnahme in der Kraft auch auf der gesunden Seite. Man bemerkt Lähmungen am ehesten, wenn der betreffende Muskel mit einem Antagonisten zusammenwirkt, z. B. an den Augenmuskeln. Andererseits giebt es in der Hirnrinde Centren, in welchen, weil die von ihnen innervirten Bewegungen gewöhnlich gemeinsame sind, eine doppelte Vertretung für beide Seiten statt hat, z. B. für den Facialis, Hypoglossus.

In unserem Fall konnte auch nicht die Motilitätsprüfung ausgedehnt werden auf die feineren Bewegungen, was sie stets sollte. Wir müssen prüfen nicht nur die grobe Kraft, sondern auch die Ausdauer des Patienten, die Schnelligkeit der Bewegungen, wodurch Paresen leichter sich bemerklich machen, die Möglichkeit prompter Umsetzung einer Bewegungsform in eine befohlene andere. Ferner die Möglichkeit, gröbere und feinere Bewegungen auszuführen, ohne atactische und Coordinationsstörungen. Bei einem derartigen Geisteskranken konnten wir solche Prüfungen nicht anstellen. So konnte es auch nicht Wunder nehmen, dass wir in dem, bei der Section makroskopisch gesund erschienenen Rückenmark nach der Härtung eine Myelitis der Hinterstränge fanden, welche auch latent geblieben war. Die für beginnende Tabes nothwendige Prüfung der Sensibilität und der Reflexe konnte man nicht vornehmen bei dem einsilbigen, finsteren Patienten, dessen weinerlicher Gesichtsausdruck vielleicht durch Wahnideen, vielleicht durch die Tuberkel, die die Dura durchbrachen, vielleicht durch chronische Urämie bedingt war, welche letztere zwei Leiden ihm heftige Kopfschmerzen verursacht haben mögen.

V.

Wilhelmine Janke, Dienstmädchen, geboren 1855, erkrankte am 4. April 1881, wurde am 24. Juli 1883 nach Maison de santé verlegt, starb am 20. December 1884. Ein vom 29. April 1881 datirtes Attest aus Dalldorf giebt über sie folgende Nachrichten: Sie habe in der letzten Zeit wegen ihres eigenthümlichen Verhaltens häufigen Dienstwechsel erlitten und sei in tobsüchtiger Erregung zur Anstalt gekommen. Sie bot ein echauffirtes Aussehen, glänzende Augen, lebhaften, oft erstaunten Blick. In ihrem sonstigen Verhalten und in ihren Reden, in ihrem Mienenspiel sprechen sich hallucinatorische Vorgänge aus. Sie kommt zuweilen mit abgerissenen Sätzen und Redensarten hervor, sagt z. B., dass ihr Alles durch den Kopf gehe, oder bemerkt lachend, „was gebunden ist, soll gelöst werden." Dann erscheint sie wieder besonnener, giebt gute Auskunft über sich, berichtet, dass sie in der Jugend hartlehrig gewesen sei und jetzt Kopfdruck, Congestionen zum Kopf, Flimmern vor den Augen und Herzklopfen verspüre, was sie sehr belästige.

Während der ganzen Zeit, die sie in der Maison de santé war, hielt der Erregungszustand mehr weniger an und erreichte oft excessive Höhe, so dass man sie häufig isoliren musste. Sie geberdete sich ganz unsinnig, schlug mit Fäusten gegen Thüren und Wände, hat also das ganze Jahr August 1883—1884 sicher keinerlei Lähmung gehabt. Als Ursache ihrer Aufregung entnahm man ihren Aeusserungen, dass sie sich von Männern beschimpft und entehrt glaubte, die sie mit den gemeinsten, kaum wiederzugebenden Redensarten belegte. Sie klagte auch darüber, dass die Wärterinnen, während sie eingeschlafen sei, sich ihr auf die Brust setzten, ihr das Blut aussaugten und ihr Gift eingäben. Tobsuchtsanfälle, wobei sie mit Händen und Füssen gegen Thüren und Wände stiess und furchtbar schrie: „verfluchter H.", sind noch im Juni 1884 notirt.

Um diese Zeit fiel sie einmal im Saale um, verdrehte die Augen, ohne Arme und Beine zu rühren, wurde im Antlitz bleich und war ein paar Tage schwach. Zur selben Zeit etwa bemerkte man, dass sie die rechte Hand sonderbar hielt und sich beim Waschen der linken Hand bediente. Am 28. Juli wurde sie bettlägerig, Temperaturen wechselnd, 37,2 — 39,8, 37,8 — 38,9. Psychische Unruhe war noch die gleiche.

Im Monat August hatte sie 3 Krampfanfälle, die von der rechten Hand ausgingen, dann in den rechten Arm hineinstiegen, der in zitternde Bewegung gerieth und sich in solcher gegen das Gesicht hinauf bewegte. Dann fing der rechte Mundwinkel an zu zucken, zuweilen zuckte auch das rechte Auge. Pat. machte dabei laute, schmatzende Bewegungen mit dem Munde. Dieser Krampf hielt bis zu 10 Minuten an. Die Anfälle häuften sich, namentlich bei psychischer Erregung, und waren im September und October zuweilen drei Mal täglich aufgetreten. Patientin war immer bei Bewusstsein, klagte niemals über Schwindel. Sie fühlte die Krämpfe kommen und rief des Nachts nach der Wärterin. Zuweilen bat sie dieselbe, den Arm festzuhalten, wenn er zu zucken begann.

In den letzten Monaten äusserte sie häufig Grössenideen, sagte, sie wäre Kaiserin, Prinzessin, hätte sehr viel Geld, Alles müsse ihr gehorchen. Die erotischen Aeusserungen blieben bis zuletzt, sie bildete sich ein, in anderen Umständen zu sein und zu gebären, onanirte schamlos mit dem Strohsack. Sie hatte bemerkenswerther Weise stets einen weinerlichen Gesichtsausdruck und eine greinende, fast unerträgliche Stimme. Am 15. August bemerkte man eine Contractur im rechten Ellbogengelenk, dabei stand die Hand in Flexion. Diese Flexionscontractur liess sich ausgleichen, so dass sie, nachdem die Finger einige Zeit bewickelt waren, dieselben strecken und auseinander bringen konnte; benutzen konnte sie dieselben nicht.

Anfang November kam Patientin in's Liegen, indem sie bemerkte, es brächen ihr die Kniee zusammen; sie magerte sehr ab. Ein Status, der am 24. November gemacht wurde, so gut es die Aufregung der Patientin gestattete, ergab eine unvollständige Lähmung des rechten Vorderarmes nebst Contractur desselben und der Hand, wie beschrieben; es bestand Extensoren- und Supinatoren-Parese. Der ganze Arm konnte, wenn auch mühsam, noch gehoben werden. Extreme allgemeine Abmagerung, jedoch keine locale Atrophie; cutane Sensibilität nicht grob gestört. Muskelgefühl nicht zu prüfen. Allgemeine Herabsetzung der faradischen Erregbarkeit; durch die stärksten Ströme nur schwache Zuckungen. Eigenthümlich tiefe, ausgiebige Respirationen, die nur aufhörten, wenn Patientin ass. Am Thorax hell tympanitischer Schall und bronchiales klingendes Rasseln. Quälender Husten, kleiner, schneller Puls, remittirendes Fieber. Stuhl und Urin immer willkürlich entleert. Letzterer mässig eiweisshaltig, ohne

Formbestandtheile. Unter hektischen Schweissen, zunehmender Abmagerung, starkem Decubitus starb Patientin am 20. December plötzlich.

Die Section ergab Tuberculose der Lungen, besonders in peribronchitischen Herden, Tuberculose des Diaphragma's und der Leber nebst Stauungsatrophie derselben, Tuberculose der Milz, atrophisches Herz.

An der Schädelkapsel Verdünnung des Knochens in der Gegend der grossen Fontanelle, woselbst er sehr durchscheinend ist. Verdickung der Dura, längs des Sinus longitudinalis. Die Pia klar, aber ödematös durchtränkt, ziemlich stark injicirt. Die Venen insbesondere sehr breit, stark gefüllt, basale Gefässe klar. An einzelnen Stellen der Convexität lässt sich die Pia nur mit Gewalt abziehen, und es lösen sich dabei gelbe Knoten aus der Hirnrinde aus, welche am Orte ihres Sitzes kapselartige Vertiefungen hinterlassen. Es wird festgestellt, dass sich solche gelbe käsige Knoten vorfinden. (Taf. A, V).

Links: In der hintern Centralwindung, und zwar in deren mittlerem Drittheil, vier Knoten; von diesen sitzt ein bohnengrosser und ein erbsgrosser an der vorderen Abdachung des gedachten Gyrus gegen den Sulcus Rolando. Zwei erbsgrosse sitzen gerade auf der Kuppe der Windung, oberhalb und unterhalb der gedachten. Ein fünfter kirschkerngrosser Tuberkel sitzt an der vorderen Abdachung der vorderen Centralwindung, an der Grenze des oberen und mittleren Drittheils, am Rande der Präcentralfurche. Ein sechster erbsgrosser sitzt in der Mitte der hinteren Centralwindung; ein siebenter linsgrosser im unteren Scheitelläppchen, und zwar in dem der hinteren Centralwindung benachbarten Theil derselben.

Dies sind die in der motorischen Region befindlichen Tumoren. Ich bemerke ausdrücklich, dass dieselben sämmtlich in die weisse Substanz eingriffen, und dass insbesondere der sechste und siebente, als man ihre Ausdehnung in die Tiefe verfolgte, sich von weit beträchtlicherem Umfange erwies, als sie von der Oberfläche sich dargestellt hatten; es waren in die Hirnsubstanz eingesenkte kuglige Gebilde, die nur einen Theil ihrer Oberfläche sehen liessen. Ausserdem fand sich auch am Fusse der linken Occipitalwindung ein erbsgrosser Tuberkel. Im rechten Corpus striatum ein Flintenkugel-grosser mitten im Kopf desselben. Ganz durchsetzt war das Kleinhirn, indem in der Peripherie desselben sich diverse, haselnussgrosse befanden, und ein klein Kaffeebohnen-grosser in dem Wurm, über der Decke des vierten Ventrikels. Miliare Tuberkel nahm man nirgends wahr; die Gefässe der Fossa Sylvii, der Plexus chorioidëi waren vollkommen klar; die Ventrikel mässig erweitert. —

Eine theilweise, und wie sich herausstellte, richtige Diagnose konnten wir hier stellen, insoweit die Tuberkelknoten in der Rolando'schen Zone sassen.

Wenden wir uns erst, mit Vernachlässigung der anderen, der Betrachtung dieser Knoten zu, so wollen Sie bemerken, dass deren fünf, ein bohnengrosser und vier erbsgrosse, in der CP sassen, ein einzelner, kirschkerngrosser befand sich in der CA, an der Grenze des oberen und mittleren Drittheils, ganz vorn an der Präcentralfurche. Welche Geschwülste riefen nun die charakteristischen Symptome hervor, jene in der CP, oder der einzelne in der CA? — Wenn auf der rechten Hemisphäre die CP in ihren Functionen noch wenig bekannt ist, so wissen wir doch, dass auf der linken Hemisphäre der mittlere Theil derselben motorisch wirksam sei. Andererseits existiren Fälle, welche beweisen, dass eine Monoplegie des Armes, namentlich eine Supinatoren- und Extensorenparese, lediglich durch eine in der CA an genau derselben Stelle wie in unserem Falle, gelagerte Geschwulst bedingt werden kann. Mahon beobachtete Lähmung der Extensoren der rechten Hand und geringe Facialparese rechts, bei einem Tumor von der Grösse eines Zehncentimesstückes, der an der Vereinigungsstelle der CA und mittleren Stirnwindung sass. Noch treffender ist der Fall von Reynaud, wo Parese des linken Armes, Lähmung der Extensoren und des Supinator longus verursacht wurde durch einen Tuberkel von 1 cm Durchmesser, mit erweichter Umgebung, welcher gegenüber der mittleren Stirnwindung auf der CA begann und schräg nach unten und hinten im Sulcus Rolando endigte.

Da demnach diese eine Ursache zur Erklärung der an der Patientin wahrgenommenen motorischen Störung genügt, so bin ich der Ansicht, dass dieselbe vorwiegend durch den in der CA sitzenden Tuberkel hervorgerufen wurde.

Somit wären auch sämmtliche in der CP sitzenden Tuberkel latent gewesen. Fast käme man, wenn man Fall IV und diesen Fall mit Bezug auf die Affectionen der CP zusammenfasst, zu der Ansicht, dass diese Windung mit der Motilität im stricten Sinne überhaupt nichts zu thun habe, und dass es beim Menschen wie beim Affen sei, wo die CA nach Hitzig fast alle Centren für die Körpermuskulatur in sich begreift.[1]

Es schiede dann der Sulcus Rolando beim Menschen die Hemisphäre in einen vorderen, mehr activen, der Bewegung und dem Willen dienenden Theil und in einen hinteren, mehr receptiven, sensorischen. —

Gerade über die CP wären weitere Beobachtungen kleinster Herde erwünscht, wobei kleinen Tuberkelgeschwülsten vor den Erweichungsherden ein gewisser Vorzug einzuräumen wäre, damit man zur Klarheit über die Bedeutung von CP gelangt. —

Für die Diagnose ist das sicherste Symptom eine **beharrende Lähmung**, die also eine Ausfallserscheinung ist, wie solche in unserem Falle zur Erscheinung kam.

Seit lange ist es bekannt, dass Monoplegieen, die Lähmung einzelner Glieder, mit Wahrscheinlichkeit den Sitz des Leidens im Grosshirn anzeigen. A. v. Gräfe lehrte, dass die Lähmung einzelner, vom Oculomotorius versorgter Augenmuskeln auf den Sitz des Uebels im Grosshirn deutete, weil in demselben die Nerven alsbald über weite Gebiete sich zerstreuten und deshalb in ihren einzelnen Fasern getroffen werden könnten. Seitdem wir die mosaikartige Anordnung der motorischen Felder und die fächerförmig von denselben ausstrahlenden Stabkranzfasern kennen, haben wir für solche Anschauungen eine anatomisch-physiologische Unterlage gewonnen.

Zwar kommen auch Monoplegieen bei Affectionen des Mark-

---

[1] Hitzig. Untersuchungen über das Gehirn. 1874. p. 133.

weisses vor. Zwei Fälle von Frei und Jaccoud, welche beide kleine Herde im rechten resp. linken Stirnlappen betrafen, die übrigens in der Nähe der Rinde sassen, haben Parese des linken Arms und Facialis bei Frei, Paralyse des rechten Facialis und Sprachlosigkeit bei Jaccoud verursacht. Pitres hat eine Monoplegie des linken Armes beobachtet, bewirkt durch einen Erweichungsherd in Grösse einer kleinen Nuss, an derselben Stelle fast wie in Frei's Fall, im Stirnlappen, 2 cm unterhalb der Rinde gelegen. (Progrès médical 1880. p. 614.)

Der Facialis kann völlig monoplegisch gelähmt sein bei Herden im Corpus striatum. Duplay berichtet von einem Patienten, dem der linke Facialis isolirt apoplektisch gelähmt wurde, die Lähmung besserte sich, Tod nach 20 Monaten. Eine alte apoplektische Cyste mit serösem Inhalt findet sich im rechten Corpus striatum. —

Dejerine (Progrès médical 1880. p. 669) sah, dass ein Tuberkel im Thalamus opticus, welcher auf die innere Kapsel drückte, Monoplegia brachialis mit Contractur und Zittern der Hand bedingt hatte.

Bei Läsionen im Pons, in den Crura, in der inneren Kapsel können wir dissociirten Lähmungen, entweder des Facialis allein, oder des Facialis plus Arms, oder beider Extremitäten einer Seite begegnen, aber einer isolirten Monoplegie einer oberen, oder einer solchen der unteren Extremität schwerlich. Je isolirter vielmehr die Lähmungen sind, um so mehr weisen sie auf die Rinde als den ursächlichen Sitz hin (Charcot-Nothnagel), und da auch Monoplegieen dieser Art, beim Sitz des Uebels ausserhalb der motorischen Rinde, kaum bekannt sind, auf den Sitz in der Rinde der motorischen Zone.

Haben wir vollends Lähmungen isolirter Functionen, isolirter Bewegungsformen einzelner Extremitäten als Ausfallserscheinungen aus centraler Ursache, so kann diese kaum irgendwo anders als in der Hirnrinde sitzen. Denn wenn es schon schwer denkbar ist, dass z. B. in der inneren Kapsel die von der Rinde herabziehenden, hier dicht bei einander gelagerten Fasern für Zunge, Gesicht, Arme und Beine einzeln sollten getroffen werden können, indem dies nur durch einen natürlich seltenen, sehr kleinen Herd möglich wäre, so ist es vollends undenkbar, wie eine Verletzung einer einzelnen Function der Armnerven, z. B. der Gegenstellung von Daumen zum Zeigefinger, an dieser Stelle möglich sein sollte. Einzig und allein in der Rinde sind solche Verletzungen möglich, wo die willkürlichen Functionen bis in's Einzelne vertreten und auch bis in's Einzelne gestört sein können.

Von grosser Wichtigkeit ist dies Moment der Vereinzelung der Functionsstörungen für das zweite hier in die Erscheinung getretene Symptom, für den monospastischen Krampf im gelähmten Arm, der bis in's Gesicht stieg.

Seit Fritsch und Hitzig isolirte Zuckungen von der Hirnrinde ausgelöst haben, welche durch stärkere Reizungen in allgemeine Krämpfe übergingen, und seitdem Bubnoff und Heidenhain gezeigt haben, dass nach doppelseitiger Wegnahme der motorischen Zone keinerlei Reizungen des Markweisses mehr so geartete epileptische Anfälle erzeugen können, hat man jedenfalls das Recht, isolirte Krämpfe mit dieser Rindenaffection in Verbindung zu bringen. Noch früher hatte Hughlins Jackson gelehrt, von den allgemeinen Krämpfen, wie sie bei genuiner Epilepsie vorkommen, diejenigen Krämpfe zu unterscheiden, welche auf eine Läsion der Rinde deuten. Das Charakteristische, zeigte er, sei der typische Beginn und der damit gegebene, meist typische Ablauf derselben in einer bestimmten Reihenfolge, welche, wie wir jetzt wissen, der räumlichen Anordnung der Centren auf der Rinde entspricht (Tafel B und C). Also Bein—Arm, Gesicht; Gesicht—Arm, Bein; Arm—Gesicht, Bein. Niemals Bein—Gesicht, Arm; oder Arm—Bein, Gesicht.[1]) Die Zunge, die Augen, die Nackenmuskulatur können sich bei diesen Krämpfen betheiligen. Das Bewusstsein ist gewöhnlich erhalten und erst dann leicht umnebelt, wenn die Augenkrämpfe beginnen; es geht völlig verloren, wenn die unilateralen Convulsionen auf die andere Seite übergreifen, indem die Krämpfe, den Körper gleichsam umkreisend, zuerst meist das Bein der gegenständigen Seite erfassen und dann weiter aufsteigen. Dabei befinden sich diese Extremitäten der Gegenseite häufig in Streckung und krampfen in Zitterbewegungen.

Stellen sich solchergestalt allgemeine Krämpfe ein, so kann der ursprüngliche Charakter des Monospasmus oder Hemispasmus verwischt und der Anfall dem epileptischen gleich werden. Denn auch bei genuiner Epilepsie, besonders bei Hystero-Epilepsie, bei welcher man die allermannigfachsten Formen von Krämpfen findet, sieht man oft genug typische Anfänge, indem die Kranken z. B. den Kopf nach einer Seite rotiren, oder eine geballte Faust vorstrecken. Häufiger freilich ist doppelseitiger typischer Beginn, indem eine Faust z. B. vorn hin, die andere nach hinten ausgestreckt, oder mit beiden Händen gegen die Brust gefahren wird und dergl. mehr. Der Hauptunterschied zwischen solcher **genuiner Epilepsie von typischem Beginn** und jener **Jackson'schen oder Rindenepilepsie**, wie man sie genannt hat, liegt darin, dass letztere aus Monospasmus, resp. Hemispasmus sich herausgebildet hat, vielleicht mit solchem auch abwechselt. Bei der genuinen Epilepsie ist die **Bewusstlosigkeit** von vornherein markant, ebenso **der allgemeine Streck- oder Flexionstonus des Rumpfes und der Extremitäten**, welcher auf die Betheiligung der subcorticalen Centren deutet (Munk-Ziehen) und, nebst der Bewusstlosigkeit, den **plötzlichen epileptischen Sturz** herbeiführt.

---

[1]) Es wäre möglich, dass das Nichtvorkommen dieser letzteren Reihenfolge der Jackson'schen Krämpfe sich daraus erklärt, dass das Beincentrum zum grössten Theil ein abgesondertes Gefässsystem besitzt, das der A. corporis callosi, während Arm- und Faciliscentrum gemeinsam von den Ae. centrales, Aesten der A. fossae Sylvii gespeist werden. Bei der Propagation des Krampfes bilden, neben den Nerven, die Gefässe die Vermittler.

Endlich die initiative Betheiligung der Respirationsmuskeln, welche zum epileptischen Schrei führt. — Man sollte gerade bei Rindenepilepsie die Bewusstlosigkeit erwarten, weil die Rinde das Organ des Bewusstseins ist. Doch tritt, wie bemerkt, die Bewusstlosigkeit nur ein, wenn die Krämpfe allgemein werden, und es beginnt Umschleierung des Bewusstseins erst dann, wenn das Gesichts-Zungengebiet und die Augen zu krampfen beginnen. Ich beobachtete wiederholentlich bei Paralytikern, bei denen alle Arten von Rindenzuckungen und Krämpfen, auch die als Rindenreizung sicher anzusehenden automatischen Gesticulationskrämpfe, vorkommen, dass zuweilen sämmtliche Muskeln des Körpers incl. Facialis krampften, ohne dass das Bewusstsein völlig geschwunden war. Ein solcher Kranker nahm Nahrung und antwortete einzelne Worte entsprechend, während er von heftigen Krämpfen des Körpers allgemein erschüttert wurde, ein wahrhaft grässlicher Anblick. Ein anderer derartiger Kranker bekam beim Spaziergang plötzlich heftige Schüttelkrämpfe aller vier Extremitäten, so dass er mit Mühe gehalten wurde, während er vollkommen klar blieb.

Wir müssen zur Erklärung solcher Erscheinungen uns erinnern, dass das Bewusstsein eine Function der gesammten Hirnrinde ist, und dass, um dasselbe in seiner Totalität aufzuheben, es noch eines besonderen Mechanismus, wahrscheinlich eines allgemeinen Gefässkrampfes bedarf, welcher ausgelöst wird, sobald die Reizung die Gegend des Facio-lingualis-Centrums, die Fossa Sylvii erreicht, wo die Hauptgefässstämme liegen, welche den grösseren Theil der Hirnrinde versorgen.

Bei Alkoholisten habe ich, trotzdem dieselben mit der bekannten Säufermedaille, oberhalb der motorischen Gegend, bei der Section versehen gefunden und mit Krämpfen bei Lebzeiten behaftet waren, doch keine Mono- und Hemispasmen gesehen, sondern meist solche Krämpfe, die mit einem allgemeinen Flexionstonus, Bewusstlosigkeit und Cyanose einsetzen. Wohl aber können Krämpfe aus toxischer Ursache, wie die urämischen, ferner die meningitischen Krämpfe, was man bei Kindern oft genug beobachten kann, als hemilaterale Convulsionen oder auch als isolirte Monospasmen beginnen. Wir müssen hierbei annehmen, dass das den Krampf zuerst auslösende Centrum labiler, schwächer und daher durch die toxische Ursache leichter in Krämpfe zu versetzen sei.

Endlich ist es bekannt, dass Reflexepilepsie aus irgend welcher peripheren Ursache, Eklampsie, auch mit einzelnen Zuckungen beginnen kann. Ein Arbeiter, den ich mit H. Quincke in der Charité behandelt habe, war von einem Neurom aus, das an einem Vorderarmstumpf sass, epileptisch geworden, und es konnte durch Druck auf das Neurom der Anfall ausgelöst werden. Hier konnte man das Vorschreiten der Krämpfe von Tag zu Tag beobachten; dieselben ergriffen erst den Stumpf, alsdann Oberarm und Schulter, die entsprechende Gesichtshälfte und die Augen, und sprangen schliesslich auf die andere Seite über, indem das Bewusstsein schwand. Bei den weiteren

Attaquen wurde der Ablauf des die einzelnen Gliederabschnitte ergreifenden Krampfes ein ganz rapider, und das Bewusstsein verlor sich bald. Der Mann wurde durch Entfernung der Ursache gebessert, wahrscheinlich geheilt.

Wie hier das Neurom die periphere Ursache für die Jackson'sche Epilepsie abgab, so kann dieselbe natürlich durch irgend eine Ursache im Gehirn selber peripher, d. h. ausserhalb der motorischen Gegend, bedingt sein. Z. B. machte ein Cystosarkom im rechten Hinterlappen keine Lähmung, aber Zuckungen, die stets im linken Unterschenkel begannen (Leyden-Traube). Eine Blutung im Pons kann gelegentlich verursachen isolirte Zuckungen einer Extremität, der Kiefermuskulatur, des Gesichts (Nothnagel l. c. pg. 146); eine Geschwulst und eine Narbe auf der zweiten rechten Stirnwindung erzeugten eine zweijährige Epilepsie, schliesslich klonische Krämpfe, die unter Cyanose, Athemerschwerung und zunehmender Bewusstlosigkeit sich auf der linken Gesichtshälfte einstellten, den linken Arm, das linke Bein, dann die rechte Körperhälfte ergriffen (Leichtenstern).

Was in unserem Fall für die Diagnose entschied, das war das Zusammentreffen von Monoplegie und Monospasmus in demselben Gliede. Wenn daneben auch der Krampf in Facialis und Zunge ausstrahlte, so verlor er darum seine Bedeutung nicht als Monospasmus, noch konnte er in dieser Bedeutung herabgesetzt werden durch den ohnmachtsähnlichen Anfall mit Verdrehung der Augen, welcher im Juni statt hatte. Dass gerade ein Tuberkel als Läsion angenommen wurde, dafür sprachen die Zitterkrämpfe und die Contractur in eben demselben Gliede, bei Anwesenheit allgemeiner Tuberculose. —

Seit Todd Früh- und Spät-Contracturen unterschieden, und Charcot in einer Reihe von Artikeln, die im Progrès médical 1880 veröffentlicht worden sind, über deren Symptomatologie und Ursachen uns belehrt hat, wissen wir, dass Frühcontracturen und Erhöhung der Sehnenreflexe ganz besonders durch Reizung der Pyramidenseitenstränge entstehen, welche Reizung bis zu den Vorderhörnern der Grauen Substanz des Rückenmarks, dem Knotenpunkt der diversen Reflexbögen, sich fortpflanzt. Die genannten Stränge nehmen aber ihren Ursprung von der motorischen Gegend (Flechsig, Parrot). So musste also auch in unserem Fall die Contractur von einer Geschwulst in der motorischen Gegend herrühren, welche die Pyramidenseitenstränge reizte.

Von den im rechten Nucleus caudatus, in P_2, in den Occipitalwindungen befindlichen Tuberkeln dürfen wir absehen. Lähmungen haben sie, soweit die Untersuchung möglich war, nicht verursacht. Wäre durch das Befallensein des letztgenannten Ortes selbst ein Skotom entstanden, es wäre, zumal bei seiner nur geringen Ausdehnung, von der Kranken übersehen worden, wie dies normaler Weise mit dem blinden Fleck geschieht. Zu erwähnen bleibt, weil in gewisser Uebereinstimmung mit dem, was man bei Kindern sieht, die mit multiplen conglomerirten Tuberkeln behaftet sind, die ganz extreme Macies der Patientin und das unerträgliche Greinen. Ferner der Umstand, dass trotz multipler Herde im Kleinhirn, von denen einer, von der Grösse einer kleinen Kaffeebohne, sogar im Wurm sass, doch an ihr keine Coordinationsstörung aufgefallen ist. Schliesslich sei noch der selten starken erotischen Erregung gedacht, für deren Erklärung wir, nach dem heutigen Stande der Wissenschaft, keinerlei Anhalt finden.

VI.

Mohr, Bankier, 45 Jahre alt, war stets gesund, nur litt er an Hartleibigkeit und Magenverstimmung und war deshalb oft leicht hypochondrisch gelaunt. In den letzten Jahren ist er dieser Leiden wegen in Marienbad, Karlsbad, Kissingen gewesen. Schon seit einigen Jahren ist sein schlechtes Aussehen aufgefallen, welches man mit den Unterleibsbeschwerden begründet fand. Er ist seit 6 Jahren verheirathet, hat 2 gesunde Kinder. Eine luetische Infection hat niemals stattgehabt; bezüglich der Aetiologie wäre der Vollständigkeit wegen noch erwähnenswerth, dass er vor 20 Jahren in Brüssel vom Pferde gestürzt sein soll, ohne ein erheblicheres Unwohlsein davon zu tragen; über etwa dabei erlittene Bewusstlosigkeit ist Nichts zu erfahren. Die zahlreichen Geschwister sind gesund. Die Eltern sind hochbetagt an Herzleiden, beziehungsweise an Schlagfluss verstorben.

Seit 2 Jahren hatte Patient besonders starke Gemüthsbewegungen durchzumachen und klagte seit etwa 1½ Jahren, vielleicht schon länger, über dumpfen Kopfschmerz rechterseits; er hatte die Gewohnheit angenommen, über die rechte Hälfte der Stirn und des Schädels zu streichen, als ob er mühevoll nachzudenken hätte. Seit November 1886 gesellte sich dazu ab und an Schwindelgefühl. In den letzten Wochen desselben Monats empfand er ein Ziehen in dem linken Arm und ein Gefühl, als ob er die linke Hand nicht schliessen könnte. — Am 25. November consultirte er einen inneren Kliniker hiesiger Universität, der ihm wegen Nervosität den Gebrauch einer mässigen Kaltwassercur anrieth. Diese gebrauchte er einige Tage und gab sie auf, weil sich auch im linken Fuss das gleiche Gefühl wie in der Hand einstellte.

Er wandte sich dann den 29. November 1886 an mich, indem er seine Befürchtung aussprach, rückenmarkskrank zu sein und bat, ihn doch für seine Kinder zu erhalten. Es fiel mir an ihm, den ich seit Jahren kannte und Monate lang nicht gesehen hatte, sein schlechtes, abgemagertes Aussehen auf, und eine ganz ungewohnte Gemüthsweichheit: er brach plötzlich in Thränen aus und lieh der Empfindung Ausdruck, dass er schwer krank sei. Eine genaue Untersuchung liess objectiv keine Motilitätsstörung und keine Sensibilitätsbeeinträchtigung erkennen; er übte beiderseits kräftigen Händedruck, bewegte die Arme und Finger gelenkig, stand und ging mit geschlossenen Augen ohne Schwanken, stieg auf einen Stuhl etc. Er localisirte genau, erkannte die verschiedenen Reize, die Lage seiner Glieder, die Reflexe waren erhalten, der Patellarreflex erhöht auf beiden Seiten. Auch am Augenhintergrund zeigte sich nichts.

Die anderweite Untersuchung ergab ferner eine geringe Vergrösserung der Leber; im Urin die Anwesenheit einer stärker reducirenden Substanz, kein Zucker, kein Eiweiss.

Patient ging gegen meinen Rath zur Börse; am 1. December Abends stellte er sich abermals mir vor mit der Beschwerde, dass bei längerem Gehen das linke Bein versage. Eine abermalige Untersuchung ergab das bereits erwähnte negative Resultat. Nichts destoweniger musste er einen

Abendspaziergang, den er mit seiner Frau und einem Freunde unternahm, unterbrechen, weil das linke Bein auf die Dauer versagte und nachschleppte. Als er am nächsten Tage, den 2. December Morgens 9 Uhr, das Bett verlassen wollte, stellte sich Schwindel ein, und er brach zusammen. Das linke Bein konnte nicht gehoben, nur mit Mühe im Kniegelenk gekrümmt werden, Fuss und Zehen dagegen waren noch vollständig beweglich. Die **Reflexe** waren vorhanden, linker Patellarreflex erhöht, **Cremasterreflex links dagegen aufgehoben**, rechts normal. Die **Sensibilität** war nicht wesentlich gestört, Patient localisirte, bestimmte die applicirten Reize und unterschied Münzen, welche man ihm in die Hand gab, mit geschlossenen Augen schnell nach Gefühl und Gewicht. Die **Sensibilität** nahm erst an den folgenden Tagen in den einzelnen Gliedern in dem Maasse ab, als diese in der bald zu besprechenden Weise nach einander stärker gelähmt wurden; doch localisirte er Stiche noch genau am Bein und Fuss, als diese schon gelähmt dalagen.

Ungeachtet Patient zugleich in den nächsten 3 Tagen den Urin spontan nicht entleeren konnte, sich viel über Erectionen und selbst Pollutionen beschwerte, auch durchaus obstipirt war und beständig von einem Rückenmarksleiden sprach, das ihn befallen hätte, so prognosticirte ich doch wegen des linksseitig fehlenden Cremasterreflexes, der wenige Tage zuvor noch vorhanden gewesen war, und wegen der auffallend stark passiven Lage, auch des Oberkörpers, dass die Monoplegie sich zur Hemiplegie vervollständigen werde. Diese Vorhersage erfüllte sich bald. Nach wenigen Tagen bemerkte man Schwäche im Oberarm, so dass derselbe nur, indem Patient mit dem gesunden Arme etwas nachhalf, gehoben werden konnte; die Parese vervollständigte sich zur Paralyse, während zugleich Vorderarm und Hand befallen wurden, so dass der Händedruck schwach und schwächer wurde; zuletzt konnten nur, wie an dem Bein die Zehen, so an den Händen die Finger, und an diesen wieder zuletzt die extremsten Phalangen bewegt werden. Endlich ging diese Bewegung spontan nur dann von Statten, wenn Patient, sobald man ihm z. B. befahl, die dargereichte Hand des Arztes zu drücken, unter Aufbietung aller Kräfte die rechte Faust ballte, oder, wenn er den gelähmten Fuss bewegen sollte, den rechten Fuss bewegte und so, die Willensintention auf die gelähmten Glieder richtend, sie als **Mitbewegungen** übertrug; schliesslich wurden auch diese Mitbewegungen unmöglich. Die Lähmung des Armes erfolgte langsamer, als diejenige des Beines, und schritt, wie am letzteren, von oben nach unten sich allmählich vervollständigend, **gliedweise** vor. Zugleich trat in den gelähmten Gliedern **Muskelrigidität** ein, welche sowohl am Arm als am Bein bereits am 7. December constatirt wurde. Der linke **Facialis** war nur andeutungsweise in seinen unteren Aesten ungleich, so dass seine Betheiligung überhaupt zweifelhaft schien und erst deutlich in den letzten Tagen vor dem Tode wurde, als Patient mit schiefem, weit geöffnetem Munde comatös dalag. Der Kopf konnte immer frei bewegt werden.

Am 12. December traten schmerzhaftes Ziehen und ein **krampfhaftes Zucken** im linken Bein und Arm ein, ohne Bewusstseinsverlust; dasselbe wiederholte sich zwei Mal in den nächsten Tagen und stieg bis in's Gesicht, so dass der Mund sich verzog. Danach wurde die Lähmung stärker, besserte sich aber, um dann, wie bemerkt, graduell ausgesprochen zu werden.

Von Anfang Januar etwa trat eine Andeutung von **Déviation conjuguée** der Augen nach **rechts** auf, welche bis zum Ende verharrte, mindestens bevorzugte Patient beim Sehen die rechte Seite, sah z. B. nach rechts, auch wenn man nach links hinübertrat, obgleich er rechts wie links

gleich gut zu hören schien. Er gab auch einmal ausdrücklich als Grund
an, dass er nach links hin nicht so deutlich, vielmehr dunkel sehe.
Andere Sinne völlig normal. Sensorium klar, Stimmung zuerst verzagt,
hernach, als ihm Hoffnung gegeben wurde, dass er leben werde, wurde dieselbe sogar eine behagliche und harmlos heitere.

Die Sensibilität zeigte etwa vom 10. December ab, in dem Maasse
als die Parese vorschritt, eine allmähliche Abstumpfung, so dass sowohl am
Arm als am Bein nicht genau localisirt wurde, Kälte und Wärme, Metall-
und Fingerberührung wurde an den Extremitäten noch ziemlich lange
unterschieden, die Berührung kalten Wassers auf dem Rumpf, auf der linken
Thoraxhälfte noch spät einmal wahrgenommen. Bei tiefen Nadelstichen
erfolgte Schmerzäusserung und reflectorisches Zurückziehen der betreffenden
Extremität, noch als der Patient im Coma lag. Im Gesicht zuerst keine
Sensibilitätsstörung nachweisbar; von Mitte Januar vielleicht geringe
Abstumpfung gegen Berührungen, im Vergleich zur rechten Seite.

Allein das Muskelgefühl war in höchst auffallender Weise von Mitte
December etwa ab in der Weise gestört, dass Patient von der Lage seines
linksseitigen Fusses und Armes absolut keine Vorstellung besass; man konnte
die Finger beugen, das Handgelenk, Arm, Fuss, Bein bewegen — er nahm
davon Nichts wahr. Ebensowenig vermochte er mit dem rechten Bein
Bewegungen nachzuahmen, die man passiv mit dem gelähmten linken Bein
vollführte. Auch die Gewichtsempfindungen waren ihm verloren gegangen;
er konnte Münzen nach dem Gewicht nicht mehr unterscheiden.

Sämmtliche Krankheitssymptome, obwohl sie stetig alle stärker wurden,
oscillirten hin und her. Der ganze Gang des Leidens, bezüglich der Lähmungen sowohl, als des Allgemeinbefindens, wurde von einem nahen Ver-
wandten des Patienten treffend mit der Echternacher Springprocession ver-
glichen: 2 Schritte zum Verderben vorwärts, 1 Schritt zur scheinbaren
Besserung und zum früheren Wohlbefinden rückwärts.

So ging es den Monat December und die erste Woche des Januar
hindurch; der Patient unterhielt sich, liess sich vorlesen, über sein Geschäft
zuweilen berichten. Der rechte Arm stellte sich in leichte Flexionscontractur, der Vorderarm pronirt, die Finger leicht flectirt, Bein blieb
gestreckt.

Es war also bisher gegangen: Parese, Rigor, Krampf, Paralyse, Beuge-
resp. Streckcontractur. Am 15. Januar trat im Arm eine vorübergehende
Streckcontractur auf. Patient behielt von Beginn an eine schwer passive
Lage, wie ein Sack glitt er schräg im Bette nach der gesunden Seite
hinab.

Am 9. Januar traten Erbrechen und darauf Krämpfe mit Bewusstlosigkeit ein, welche links schwächer als rechts waren, danach wurde die
Lähmung eine vollkommen schlaffe. Am 10. Januar wiederholten sich die
Krämpfe 7 Mal und ergriffen links Bein, Arm, Gesicht und die Augen fast
zu gleicher Zeit, ohne dass das Bewusstsein schwand; am 11. Januar verlor
sich wiederum das Bewusstsein, der Kranke delirirte hinterher in ruhiger
Weise und glaubte sich nicht in seiner Wohnung, sondern in derjenigen
seines Schwagers zu befinden. — Da am Hals und in der Leistenbeuge
einige Drüsen sich leicht geschwollen anfühlten, so wurde eine Schmiercur
beschlossen und 4 g Ung. ciner. täglich eingerieben; daneben Jodkali in
grösseren Dosen gegeben. Die Cur musste indess schon nach wenigen
Tagen sistirt werden, weil unter Fiebererscheinungen sich Salivation und
Ulcera an der Zunge und der Wangenschleimhaut einfanden, welche die
Ernährung sehr erschwerten. Am 13. Januar wurde Patient wieder somnolent, stöhnte klagend, indem er mit der rechten Hand nach dem Scheitel

fasste, schien grösstentheils bewusstlos. Puls begann unregelmässig zu werden, bald verlangsamt, bald frequent, und es stellte sich in der Nacht vom 12.—13. Januar zuerst ein deutliches Cheyne-Stokes'sches Athmen ein. Die Somnolenz hielt bis zum 19. Januar an, das Athmen war wechselnd wie der Puls, im Ganzen frequenter und oberflächlicher geworden, oftmals lautes Zähneknirschen. Am 19. Januar kehrte das Bewusstsein wieder. Vom 20. Januar ab rapider Verfall. Zuweilen sah man noch leichte Zuckungen in den linken, gelähmten, oberen Extremitäten. Es trat starker Schweiss und, trotz sorgsamster Pflege, ein Decubitus in der Mitte des Os sacrum auf, der binnen drei Tagen handtellergross wurde und sehr tief eingriff. Noch einmal, wenige Tage ante obitum, wurde ophthalmoskopirt und der Augenhintergrund normal befunden (Hirschberg). Indem die Respiration stetig bis 44, und ebenso der Puls, bis 140, zunahm und sehr unregelmässig wurde, erfolgte am 28. Januar 1887 der Tod.

Eigentliches Fieber war nie vorhanden gewesen; die höchste Temperatur während des Verlaufes der Krankheit war 38,2—38,6 und 38,0—38,9; aller Wahrscheinlichkeit nach durch die Stomatitis bedingt. In den letzten drei Tagen ante mortem waren die Abendtemperaturen 38,1—38,3 gewesen.

Die Section, welche am 30. Januar im Beisein der Geheimräthe v. Bergmann und Gerhardt von Dr. Kuthe gemacht wurde, ergab folgenden Befund: Geringe Bronchitis, geringe Lebervergrösserung. An der Schädelkapsel, welche im Verhältniss zur Länge ziemlich breit gestaltet war, waren die Nähte grösstentheils verknöchert. An der Aussenfläche der Dura und an der Innenfläche derselben nichts Besonderes, keine straffe Spannung derselben; in den Sinus wenig dünnflüssiges Blut. Pia, abgesehen von leicht kalkigen Trübungen, längs des Sinus longitudinalis und längs einiger Venenstämmchen, normal; die Dura der Basis zeigt geringe Injection, die Gefässe der Basis, auch die A. corporis callosi bis in die feineren Verzweigungen frei.

Vergleicht man die rechte mit der linken Hemisphäre, so zeigt sich in der Gegend der Rolando'schen Furche zwischen den Windungen rechts und links eine bedeutende Differenz. Die rechtsseitigen Windungen sind fast um das Doppelte verbreitert, in der Gegend des Paracentralläppchens baucht sich die Hirnsubstanz medial- und convexitätwärts beträchtlich vor. In der Farbe besteht zwischen beiden Hirnhälften kein Unterschied. Die Stelle, wo die Windungen rechterseits verbreitert sind, zeigt das Gefühl einer grösseren Weichheit.

Nach dem Abziehen der Pia, welches nicht schwierig und ohne Verletzung der Hirnsubstanz abgeht, zeigt sich beim Vergleich beider Hirnhälften Folgendes: Von einem Punkt, der 4 cm vor der verlängert gedachten Präcentralfurche liegt, ist die oberste Stirnwindung fast um das doppelte verbreitert, auch der Anfang der mittleren ist etwas verbreitert. Sehr bedeutend geschwollen und verbreitert, an den breitesten Stellen $2^{1}/_{2}$ bis 3 cm, ist die vordere Centralwindung. Dort, wo sie nach innen sich hervorwölbt, ist sie bläulich-röthlich verfärbt. Eine zweite bläulich-röthlich verfärbte, aber bei weitem nicht so stark vorragende Stelle schliesst sich auf der medianen Fläche nach hinten an die genannte an, dicht an dem Orte, wo der hintere Schenkel des Sulcus calloso-marginalis nach oben abbiegt; sie befindet sich also unten am Scheitelpunkt des Winkels, wo Gyrus fornicatus und Praecuneus zusammenstossen, im Gyrus fornicatus, so dass sie noch unterhalb des verlängert gedachten horizontalen Astes des Sulcus calloso-marginalis fällt. (Tafel D). Die hintere Centralwindung ist etwas abgeplattet, nicht wesentlich breiter. Das Gefühl der Weichheit beschränkt sich auf den oberen Theil und auf die mediane Fläche der CA.

Auf einem schrägen Horizontalschnitt, welcher die Mitte der Hervorragung von vorn nach hinten halbirt, zeigt sich ein von der Nachbarschaft abstechender Tumor, der 5 cm Länge bei 4 cm Breite im Durchmesser misst, welcher in der Mittellinie ganz dicht unter der Hirnrinde beginnt, nur einen überaus dünnen Ueberzug von derselben übrig lässt, weiter nach aussen und seitlich aber die ganze Rinde und $\frac{1}{2}$ cm von der weissen Substanz übrig lässt, die ihm gleichsam als Decke nach oben dienen. Auf diese Decke folgt nach dem Mark hinein eine Zone, die ziemlich resistent, bläulich-röthlich und von vielen Hämorrhagieen durchsetzt ist, sodann wieder im Mark eine Partie, die den grössten Theil des Tumors ausmacht, weich ist und pflaumenbrühartig aussieht. Ein schräg frontaler Schnitt zwischen den beiden auf der medialen Fläche befindlichen Hervorragungen zeigt eine schmale Partie anscheinend gesunder Substanz, welche den erkrankten Lobus paracentralis von der in den Gyrus fornicatus vordringenden Tumormasse trennt. Der medialste Theil der letzteren greift noch etwas in den Trabs hinein, bleibt aber über der oberen Ventrikelwand noch 1 cm entfernt. — Beide Substanzen des Hirns im Allgemeinen bleich, die Schnittflächen glänzend und feucht. Die Ventrikel enthalten wenig Flüssigkeit, sind nicht erweitert. In Cerebellum, Pons, Medulla oblong., den Cpp. striat. und Thalam. opticis, an den Tractus und den Nerv. opticis nichts Besonderes. — Die mikroskopische Untersuchung der Geschwulst liess dieselbe als ein gefässreiches Gliosarkom erkennen. (Die Zellen sind zum Theil rund, einkernig, stark granulirt, zum Theil grösser und von unregelmässiger, birnförmiger Gestalt, mit 2—3 Kernen, ohne Kernkörperchen. An manchen Stellen trifft man längere, spindelförmige Elemente mit langem, granulirtem Kern, ähnlich glatten Muskelfasern. Es sind sehr reichliche Gefässe mit überaus zarter Wand vorhanden, in deren Verlauf reichlichere Spindelzellen mit granulirter Zwischensubstanz, hie und da mit faseriger Intercellularsubstanz, angeordnet sind).

VII.

Barthel, 57 Jahre alt, Buchhändler. Aufnahme 1. Januar 1887, † 3. März 1887. Der Vater des Patienten ging im 58. Lebensjahre an einem Gehirnleiden zu Grunde, war $^3/_4$ Jahre vor dem Tode mit häufigen Schwindelanfällen behaftet, Mutter erlitt im 68. Jahre eine Apoplexie und starb danach. Auch Patient litt in seinem 29. Jahre vorübergehend an Schwindelanfällen, so dass er beim Spazierengehen sich an Bäume festhalten musste; bewusstlos wurde er niemals. Im September v. J., auf einer Alpentour, stürzte er auf die linke Seite und erlitt einen Bruch des Akromion. Starke Erschütterung des Körpers und leichte Benommenheit, kein Bewusstseinsverlust. — Seit dem Fall wurde er nervös, der sonst Alles sanft ertragen hatte, und bat in heftiger Weise, nicht so laut zu sprechen. Ca. $^5/_4$ Jahr nach dem Fall fühlte er, dass das Schreiben allmählich schwieriger wurde. Schriftproben von October bis 20. December lassen graduelle Verschlechterung der Schrift erkennen, die letzte Probe vom 20. December sieht genau wie diejenige einer Person aus, die an Sclerose en plaques leidet. Seit 5 Wochen musste er die linke Hand beim Schreiben zur Hülfe nehmen, weil er in der rechten keine Kraft hatte, so dass ihm die Feder aus der Hand fiel. Seit 3 Wochen kann er überhaupt nicht mehr schreiben; seit eben derselben Zeit wird auch das rechte Bein nachgeschleift, jedoch hat er zu Weihnachten noch die Kirche besucht. Vor 5 Tagen unilaterale Convulsionen; die Krämpfe begannen im rechten Bein, dann folgte der rechte Arm, und schliesslich betheiligte sich die rechte Gesichtshälfte mit nur schwachen Zuckungen; die Augen waren weit offen, starr auf einen Punkt geradeaus gerichtet, das Bewusstsein erhalten, so dass Patient während des Anfalles sprach. Diese Convulsionen wiederholten sich noch in schwächerem Grade in den nächsten Tagen, blieben seit dem 30. December 1886 weg.

Der geistig sehr intelligent erscheinende Patient, welcher seine Angaben präcise und mit Verständniss macht, befindet sich in gutem Ernährungszustand, nirgends Muskelatrophie, der Schädel ist wohlgebildet. Die Bewegungen des Kopfes und der Wirbelsäule sind frei. Leichte Parese des rechten Abducens, da beim Maximum der Auswärtsdrehung Oscillationen des Bulbus auftreten; rechte Pupille etwas weiter als die erbsgrosse linke; beide reagiren gut auf Lichteinfall, Accommodation und auch je einzeln beim Schluss des anderen Auges. Geringe Parese des unteren Facialis in der Ruhe und bei Bewegungen des Gesichts; die Zunge wird gerade vorgestreckt, Sprechen flott, Zäpfchen hängt schlaff nach rechts herab, an den Gaumenbögen keine Lähmung.

Der rechte Arm liegt gelähmt in leichter Adduction, starker Flexion bis zum rechten Winkel und Pronation des Vorderarmes, die Finger leicht in die Hohlhand eingeschlagen. Pectoralis und Biceps sind bretthart anzufühlen, ebenso die Flexoren der Hand. Bei passiven Bewegungen hat man einen beträchtlichen Widerstand zu überwinden, auch der Antagonisten. — Die absolute Lähmung des Armes besteht seit 3—4 Tagen. Das rechte Bein, welches bei der Ankunft des Patienten noch insoweit brauchbar war, als er, auf den Arm des Wärters gestützt, vom Bett zum Sopha sich begab, verlor binnen Stunden seine Beweglichkeit, so dass Patient zwar aufzutreten und zu stehen, aber mit demselben nicht zu gehen vermochte, indem es bei dem Gehversuch im Kniegelenk kraftlos einknickte und am Boden schleifte. Dasselbe liegt in mässiger Streckcontractur, kann activ nicht gebeugt und nur bis zum Winkel von 45° von der Fläche erhoben werden. Bei passiver Bewegung starke Rigidität des Quadriceps und der Flexoren. Am Unterschenkel Spannung der Wadenmuskeln, der Fuss steht in leichter Varo-equinus-Stellung, geringe active Beweglichkeit der Zehen. Die Contracturen lösen sich während des Schlafes nicht. Keine Lähmung der Blase und des Mastdarms.

Reflexe von den Sohlen werden durch Nadelstiche beiderseits fast gar nicht ausgelöst, doch scheint Patient wenig empfindlich. Patellarreflex rechts wie links gesteigert, rechts viel stärker, so dass das Beklopfen der Quadricepssehne förmliches Zittern bewirkt; rechter Fussklonus vorhanden; auch an der rechten Oberextremität sind die Sehnenreflexe gesteigert.

Bauch- und Cremasterreflexe sind links vorhanden, rechts aufgehoben. Bei Bewegungen links tritt auf der rechten Seite der Versuch zu Mitbewegungen zu Tage, keine Spur von Ataxie. — Die locale Muskelirritabilität ist rechts gesteigert. —

Die Sensibilität ist rechts allgemein herabgesetzt: Leise Berührungen werden gar nicht gespürt; stärkere werden im Gegensatz zu links ungenau localisirt, besonders am rechten Oberarm. Die Schmerzempfindung ist allgemein geringer, jedoch rechts sicher herabgesetzt. Alle diese Unterschiede treten auf beiden Gesichts- und Kopfhälften weniger stark auf.

Ich füge gleich hinzu, dass eine Woche später, als Patient die Speisen oft in der rechten Mundhöhle zurückbehielt, genaue Sensibilitätsprüfung ergab, dass die Mundhöhlen-, Zungen- und Nasenschleimhaut unempfindlich gegen Berührungen und leichtere Stiche war, das Velum indess darauf beiderseits gut reagirte. Die rechte Cornea ist bedeutend weniger empfindlich als die linke; der reflectorische Lidschluss tritt rechts verspätet auf.

Sehr auffallend gestört ist das Muskelgefühl. Patient hat

absolut keine Vorstellung von dem, was man mit seinem rechten Arm macht, wenn er nicht hinsieht. Beugen im Ellbogen, Handgelenk. Manipulationen mit den Fingern spürt er nicht und kann es mit der rechten Hand nicht nachahmen. Ebenso verhält es sich mit dem rechten Bein. Fordert man ihn unter Augenschluss auf, mit der linken Hand eine bestimmte Stelle am linken Bein, z. B. das Knie zu berühren, so thut er es prompt, soll er dagegen das rechte Knie berühren, so sucht er umher und tastet sich den Schenkel entlang, bis er es endlich findet. Am Rumpf, im Gesicht rechterseits trifft er jede Stelle, welche man ihn berühren heisst; diese Störung betrifft lediglich die rechten Extremitäten.

In der linken Handfläche unterscheidet er durch das Gewicht eine Mark von einem Thaler sehr leicht; in der rechten kann er eine Mark von 3 Thalern nicht unterscheiden, also nicht das $11^3/_5$ fache. Die Geldstücke empfindet er lediglich als kalt, indem er Temperaturunterschiede grösserer Art jedenfalls unterscheidet. —

Ueber Schmerzen klagt er nicht.

Sehschärfe gut, keine Hemianopsie. Am 5. Januar und 3. Februar ergab die ophthalmoskopische Untersuchung nichts Abnormes. Geruch, Geschmack vorhanden. Gehör erscheint links (altes Ohrleiden etwas schwächer als rechts, jedoch hört er auf beiden Ohren. — Kein Fieber. Ae. radiales geschlängelt, aber weich. An Brust- und Unterleibsorganen nichts Wesentliches: Klappender zweiter Aortenton. — Urin klar, bernsteingelb, 1030, ohne Eiweiss und Zucker.

Im Verlauf der Krankheit, welche nur vorübergehend einen leichten Stillstand nahm, sonst stetig ad obitum fortschritt, bildeten die Lähmungen der rechten Seite sich nicht zurück; es trat Rumpflähmung hinzu, so dass Patient sich im Bett mit dem Oberkörper nach links hinüber bewegte. Das rechte Bein wurde vollständig gelähmt. — Die rechte Seite fühlte sich stetig wärmer an als die linke. Die Contracturen wechselten häufig, namentlich in der oberen Extremität; einmal liessen sie nach, so dass der Arm in stumpfem Winkel dalag, dann wieder fand man denselben sogar gestreckt, dann sah man Mitte Februar abermals Flexionscontractur in halber Flexion: Hand leicht pronirt, Finger lose gestreckt; am Vorderarm waren sowohl Flexoren wie Extensoren contrahirt, am rechten Oberarm fühlte sich der Triceps selbst härter als der Biceps an. Nur unter Schmerzen liessen diese Contracturen passiv sich überwinden. Das rechte Bein wurde ebenso mehrmals schlaffer gefunden, selbst ganz schlaff, dann wieder contracturirt. Drei Tage vor dem Tode stand der Vorderarm zum Oberarm im stumpfen Winkel, ein Strecken des ersteren verursachte mehr Schmerzen als sonst, das Bein war ganz schlaff. Die Sehnenphänomene blieben gesteigert. Die Sensibilität blieb im gleichen, so oft sie geprüft werden konnte. Ueber die anderen Symptome, namentlich über die alsbald sich einstellende Aphasie, gebe ich aus dem Krankenjournal folgende kurze Auszüge in chronologischer Folge.

8. Januar. Klagt über Müdigkeit und Abspannung. Auffassung, Gedankenproduction schwierig. Erscheint schwer besinnlich. Spuren von amnestischer Aphasie. Er, ein Kenner der Kunstgeschichte, weiss nicht von wem ein bekanntes Rembrandt'sches Bild gemalt ist, kann keinen Maler der Niederländischen Schule angeben, sagt „Rembrandt" erst, als man die erste Sylbe „Rem" ihm genannt hat. Sprache und Stimme natürlich.

11. Januar. Empfindet von Tag zu Tage mehr, dass ihm die Worte fehlen, hilft sich durch Flickworte und Ausrufe, wie „O ja", „O nein", „das ginge wohl", „das wird ja wohl", spricht mit unglücklicher Miene hülfesuchend

zu seiner Frau darüber, weint leicht. Geschriebene und gedruckte Schrift liest er fliessend.

An demselben Tage Nachmittags traten, ohne Bewusstseinsstörung, locale Krämpfe in der rechten unteren Gesichtshälfte auf, deren Muskeln sich rhythmisch contrahirten, der Mundwinkel stieg dabei nach oben, das rechte Auge war starr geradeaus auf einen Punkt gerichtet. Dauer einige Minuten.

15. Januar. Patient erscheint benommener, hat das Bett benässt. Die Aphasie schreitet fort, dieselbe ist sicherlich nicht mehr rein amnestisch. Vorgehaltene Gegenstände weiss er nicht zu benennen, kann auf Geheiss nicht Nase, Mund, Ohren zeigen, weiss nicht was er thun soll und führt zweckmässige Bewegungen nicht aus. Ob Hemianopsie vorhanden, lässt sich nicht feststellen. Beim Nachsprechen vorgesprochener Worte, was er mechanisch gut ausführt, macht sich eine Articulationsstörung bemerklich. Die Aussprache ist undeutlich, verschleiert, wie ohne Zunge, und es klingen insbesondere die Consonanten am Anfange der Wörter verschwommen; er verschluckt einzelne Silben am Ende; das Timbre ist nasal.

19. Januar. Das Sensorium ist freier; auf alle Fragen antwortet Pat. mit „O ja" oder „nein". Den schriftlichen Befehl, die Zunge zu zeigen, liest er, überlegt anscheinend, kommt selbst nach wiederholtem Lesen demselben aber nicht nach, spielt mit dem Papier zwischen den Fingern. Ruft man nun ihm zu: „So thun Sie es doch!" so bleibt er gleichwohl regungslos. Sagt man direkt: „Die Zunge!" mehrmals nach einander, so streckt er sie vor, und zwar, anscheinend fast reflectorisch, nachdem man sein Kinn mit dem Finger berührt hat. Eigenthümlicher Weise reagirt er nun, wahrscheinlich weil seine Aufmerksamkeit geschärft ist, auf schriftlichen Befehl prompter. Kaum hat er jetzt auf dem Zettel „Schliessen Sie die Augen!" gelesen, so schliesst er solche sofort. Der sogleich nachfolgenden mündlichen Aufforderung, sein Ohr zu berühren, kann er jedoch nicht entsprechen, sondern fasst nach vielem Zureden an die Nase. Den Namen seiner Frau hat er vergessen.

20. Januar. Schlafsüchtig, selbst beim Essen nickt er ein, verschluckt sich oft beim Einnehmen von Flüssigkeiten. Half heute seiner Frau mit der linken Hand beim Aufwickeln der Wolle.

22. Januar. Somnolenz, Puls 44, Decubitus.

8. Februar. Freier. Reicht die linke Hand, führt einfache Befehle aus, schliesst die Augen, zeigt die Zunge etc. Spricht kleine Sätze: „Ich danke — das kann ich gerade nicht sagen". Versteht und beginnt heftig zu weinen, als in seiner Gegenwart vom Beginn seines Leidens gesprochen wird.

17. Februar. Zuckungen im rechten Fuss und Unterschenkel, vornehmlich im Extensor hallucis longus, welche letztere die Frau am 22. Januar bereits bemerkt und als wiederkehrende Beweglichkeit des rechten Fusses angesehen hat.

21. Februar. Pat. ist häufig somnolent. Zuckungen im Extensor hallucis longus allein wiederholen sich.

23. Februar. Cheyne-Stokes'sches Athmen. Heftige Zuckungen im linken, gesunden Bein. Puls 144, Temp. 38,6, Rasseln in den unteren Lungenpartieen.

25. Februar. Puls 80, Temp. normal. Die isolirten Zuckungen des Extensor hallucis longus kehren fast täglich für kurze Zeit wieder. Dieselben folgen sich, mehrmals nach einander, in Zwischenräumen von 1—2 Minuten.

27. Februar. Pat. ist klarer, spricht unarticulirt „Ja" und „Nein",

spricht auf Verlangen „Ja" nach. — Die Zunge zeigt er nicht auf Geheiss, sondern öffnet den Mund. Er streckt sie erst vor, nachdem man ihm das Kinn berührt und selber das Vorstrecken vorgemacht hat.

Nachdem eine hypostatische Pneumonie sich eingestellt hatte, starb Pat. am 3. März im Coma.

Nur die Schädelhöhle durfte secirt werden.

Section: Wohlgeformter Schädel, mässig dick und schwer, mit ziemlich viel gefässreicher Diploë und längs der Scheitelhöhe mit zahlreichen, durch Pacchionische Granulationen bedingten Impressionen versehen. Sinus longitudinalis wenig gefüllt.

Die Dura ist zu beiden Seiten des Längssinus und oberhalb der ersten und zweiten linken Stirnwindung mit den gedachten Granulationen besetzt, sonst glatt, prall gespannt, rechts wie links. In der Gegend des vorderen Astes der A. mening. med. bemerkt man beim Vergleich beider Hälften links eine Einsenkung. Die Dura ist ein wenig verdickt, sehr gefässreich, auf der Innenfläche beiderseits spiegelglatt. Pia stark ödematös, besonders rechts hinten; die Ve., namentlich rechts, stark gefüllt. Oberhalb des Fusses der Stirnwindungen und über den Centralwindungen ist beiderseits geringe kalkige Trübung vorhanden.

Beim Betasten erweist sich die Consistenz der rechten Hemisphäre etwas fester als diejenige der linken. Die Gefässe der Basis sind zart, grosse Ae. leer. Nur an der Carotis dextra ist ein atheromatöser Fleck, ein kleiner auch an der Communicans post. dextra, die Sinus der Basis enthalten wenige Gerinnsel.

Auch die Verästelungen der Basalarterien sind völlig frei. Die Pia zieht sich leicht ab. Dabei zeigt sich, dass sämmtliche 3 Stirnwindungen beiderseits, ferner die Inselwindungen und die Schläfewindungen beiderseits durchaus nichts Pathologisches bieten. Erst über der Rolando'schen Gegend tritt nach dem Abziehen der Pia links die starke Schwellung beider Centralwindungen in den oberen 2 Dritteln hervor, auf welchen man die tiefen Eindrücke der Ae. centrales sieht. Die Schwellung beträgt bis 3 cm; auch der untere Theil der Gyri centrales ist noch erheblich geschwollen. Die CP ist 4 cm von der Scissura magna besonders verbreitert und lässt einen bohnengrossen, bläulich marmorirten Knoten dicht unter der Oberfläche durchschimmern. Das obere Scheitelläppchen ist gleichfalls sehr geschwollen, ebenso der Paracentrallappen. Die Consistenz der geschwollenen Windungen ist eine teigige, gegen rechts verminderte, der bläulich-rothe Knoten in CP ist resistent; schwappend fühlt sich die CA in ihrem obersten Theil und das Paracentralläppchen an. Ein wenig geschwollen und wenig in ihrer Consistenz verändert ist der Fuss der I. und II., am wenigsten, fast gar nicht, derjenige der III. Stirnwindung.

Rechter Ventrikel normal, Ependym glatt; — der linke Ventrikel ist blutig verfärbt durch ein von der Decke her in denselben durchbrechendes Blutgerinnsel, das Unterhorn erweitert. — Dritter Ventrikel normal. Linker Thalamus und Corp. striat., soweit dieselben intraventriculär gesehen werden, bieten nichts Besonderes.

Es wird ein Längsschnitt durch die ganze linke, und des Vergleiches wegen, auch durch die rechte Hemisphäre gelegt, welcher links mitten durch den in der CP befindlichen Knoten hindurchgeht. Es zeigt sich nun, dass die Veränderungen in der linken Hemisphäre beginnen ein wenig vor der oben erwähnten Schwellung der Stirnwindungen, und zwar mit zahlreichen flohstichähnlichen, bis linsgrossen Hämorrhagieen. Es folgt alsdann im Marklager, 2 cm von der Rinde des Fusses der I. Stirnwindung entfernt, ein klein-wallnussgrosser, hämorrhagischer Herd, der bereits etwas bräunlich verfärbt ist und auf der Oberfläche einsinkt, offenbar zerstörtes Mark enthält. Weiter nach hinten befindet sich eine leicht schmutzig-blutig verfärbte Zone anscheinend normalen Gewebes von 2 cm Breite. Endlich springt auf dem Querschnitt, gerade unterhalb des oberen Theiles der CA, und von dort nach hinten sich erstreckend, bis an die hintere Grenze der CP dicht unter der Rinde, eine klein hühnereigrosse, grauroth gefärbte, sehr derbe Geschwulst vor. Die 4½ cm lang und 2½ cm breit ist und offenbar dem durchschneidenden Messer auswich, indem sie völlig in der äusseren Hälfte des Längsschnittes stecken geblieben ist. Unterhalb dieser Geschwulst ist die Hirnmasse erweicht. Dort, wo sie in den gegenüberliegenden medialen Theil des Schnittes einbohrte, befinden sich blutige, pulpöse Massen. Das Mark des oberen Scheitelläppchens ist erweicht. Der Tumor enthält viele grössere thrombosirte Gefässe. Der Knoten in der CP steht mit der grossen Geschwulst in keinem direkten Zusammenhang, sondern ist durch eine kleine Partie normalen Gewebes davon geschieden. Die Substanz des Grosshirns ist ziemlich feucht, blutarm. Die rechte Hemisphäre fast normal. In Pons, Medulla oblongat. nichts Bemerkenswerthes. Das Cerebellum mit vielen Blutpunkten, die grossen Ganglien und die innere Kapsel sind nicht betroffen und bieten nichts Abnormes. Die Hirnnerven ebenso.

Nur ein kleines Stückchen des Rückenmarks, von oben, konnte entfernt werden. Die Pyramiden, die Seitenstränge zeigten mikroskopisch keine secundäre Degeneration, jedoch enthielten beide auffallend viele Corp. amylacea.

Die mikroskopische Untersuchung des jüngsten Secundärknotens zeigte, dass derselbe aus länglichen Zellen, mit überaus langen, sich verästelnden Fortsätzen bestand. An der Grenze des grossen Knotens, nach vorn hin, wo die Blutungen sich befanden, zeigte ein Partikel auch viele Rundzellen. Sarcoma fibrosum hämorrhagicum.

Ich bespreche die Diagnose der beiden letzten Fälle VI und VII gemeinschaftlich, weil sie zusammengehören und sich ergänzen. Zur allgemeinen Begründung darf ich auf die bei Fall V gegebenen Erklärungen in den meisten Punkten verweisen.

Die Annahme eines Leidens in der motorischen Gegend der Hirnrinde, und zwar einer solchen, welche Arm- und Beincentrum betraf, war bei beiden Patienten begründet.

1. Die Lähmungen begannen monoplegisch in der linken resp. rechten Hand, indem dieselbe bei VI vorübergehend nicht geschlossen werden konnte, alsdann das linke Bein, sodann der Arm gliedweise gelähmt wurde, während bei VII die rechte Hand, mangelnden Schlusses wegen, nicht zu schreiben vermochte, alsdann die Paralyse den rechten Arm und darauf das rechte Bein befiel, und zwar anscheinend auch gliedweise. Bei VI schritt diese Lähmung im Allgemeinen von oben nach unten; bei anderen Fällen schlägt die Lähmung den umgekehrten Gang, von unten nach oben, ein. Jedenfalls ist die gliedweise Lähmung ein Punkt, auf welchen aus diagnostischem Interesse besonders zu achten ist, ferner die Lähmung in Form einer Radialis-Parese oder Paralyse, die bei Rindenherden ebenfalls vorkommt. —

Weil bei VI zuletzt noch die Mitbewegung, von der gesunden Seite her, auf die linken Extremitäten übertragen werden konnte, und weil das Beincentrum auf der rechten Seite ausschliesslich im oberen Theil beider Gyri centrales und im Paracentrallappen gelagert ist, schloss ich auf einen sehr hohen Sitz der Affection in der CA. Denn die Mitbewegungen der Extremitäten werden durch die Balkenfasern vermittelt, wie Novi und Baldi experimentell nachgewiesen haben.[1]) Die aus dem Balken kommenden, zur Verbindung der Beincentren bestimmten Fasern steigen aber vom Körper des Balkens fast senkrecht an der medialen Wand der Hemisphäre zu den Centralwindungen oben empor. Ein Herd also, welcher Bein und Arm schädigte, dessen Sitz mehr seitlich auf der CA anzunehmen war, konnte sehr wohl, indem er medialwärts sich verbreitete, zuletzt die den Mitbewegungen dieser Extremitäten dienenden Commissurfasern des Balkens erfassen und vernichten.

Das fast gänzliche Freibleiben des Facialis in Fall VI und die blosse Parese desselben in Fall VII liess auf einen vom Facialiscentrum entfernten Herd schliessen. Freilich will mir scheinen, als ob die Facialislähmungen, welche Herde in der Rinde verursachen, überhaupt nicht sehr ausgesprochen seien, gleichviel, ob der rechte oder linke Facialis betroffen ist. —

Vielleicht darf hier auch auf die in beiden Fällen beobachtete Rumpflähmung hingewiesen werden; insofern wir, nach den von Munk und Horsley experimentell an Thieren gemachten Erfahrungen, Grund haben, das Centrum für die Rumpfmuskulatur unterhalb des Fusses von F_1 und an deren medialer Seite zu suchen. F_2 scheint mit Rumpflähmungen nichts zu thun zu haben, wie Fall III bewies. Bei Fall II bestand solche Rumpflähmung, indess war zugleich das Corp. striat. erweicht, und Rumpflähmungen sollen auch nach ausgedehnten Zerstörungen des Streifenhügels und der Pedunculi cerebri vorkommen. Immerhin konnte auch die Rumpflähmung bis zu einem gewissen Grade auf einen hohen Sitz des Uebels hinweisen.

2. In beiden Fällen trat früh Muskelsteifigkeit und Frühcontractur ein, nebst Erhöhung der Sehnenreflexe. Auch die irritativen oder Frühcontracturen können, wie bei Durchbruch einer Blutung in die Ventrikel, bei Meningealblutungen, ebenso bei direkter unmittelbarer Reizung der Pyramidenfasern sofort sich einstellen. Es kann die Frühcontractur aber auch erst nach einigen Tagen sich bemerklich machen. Letzteres geschieht, wenn der Herd in der Nachbarschaft der Pyramidenfasern sitzt, und die Entzündung auf diese sich erst fortpflanzt.

Die Frühcontracturen unterscheiden sich von den degenerativen oder Spätcontracturen nur insoweit, als letztere noch

---

[1]) Cf. ferner darüber Westphal, Ueber einige Bewegungsstörungen an gelähmten Gliedern (Archiv für Psychiatrie 1874). Die entgegenstehenden, mir nur aus einem kurzen Referat bekannten Angaben Exner's betreffen den Facialis des Kanincheus, einen Nerven, der stark doppelseitig innervirt wird, dessen Commissuren sich weiter unten im Hirnstamm finden.

später, nach Vulpian frühestens nach 20 Tagen, eintreten. Bei den ersteren, wie bei den letzteren, können neben den Muskeln, welche das Gelenk in bestimmter Lage fixiren, auch deren Antagonisten contracturirt sein, wie durch Fall VII bewiesen wird, bei welchem gleichwohl im obersten Rückenmarkstheil keine secundäre Degeneration gefunden wurde. Natürlich sprechen für die Anwesenheit der sekundären Contractur etwaige Folgezustände, Verdickungen der Gelenke, Verkürzungen der Sehnen und Bänder, ferner das Auftreten von Entartungsreaction in den contracturirten Muskeln, welche eine weitere Ausbreitung des Processes von den Pyramiden auf die Vorderhörner des Rückenmarks voraussetzt.

3. Bei beiden Patienten wurden Jackson'sche Krämpfe beobachtet, und zwar bei Fall VI unilaterale Convulsionen, die mit dem linken gelähmten Fuss regulär begannen und im linken Gesicht und in den Augen endigten, schliesslich in allgemeine Krämpfe ausarteten. Bei Fall VII waren es zuerst gleichfalls dieselben, mit dem gelähmten rechten Fuss beginnenden einseitigen Krämpfe, sodann dissociirte Monospasmen des unteren Facialis, des rechten Beines, des linken gesunden Beines und des rechten Extensor Hallucis longus.

Letztere beiden Krampfarten verdienen besondere Beachtung: Die plötzlichen sehr heftigen Krämpfe im linken gesunden Beine erklären sich am besten durch den Heidenhain'schen Versuch, welcher lehrt, dass nach Exstirpation der Rinde einer Seite, Reizung des unterliegenden Markweisses Krämpfe der gleichen Seite erzeugt, und zwar durch Reizung der nach der gegenüberliegenden Seite ziehenden Commissurfasern. Beim Auftreten von mit dem Herd gleichseitigen Krämpfen kann man also eine starke Zerstörung der grauen Rindensubstanz voraussetzen, wie im Fall VII damals bereits geschehen war, als die Krämpfe im gesunden Beine gesehen wurden.

Für den merkwürdigen, in den letzten Wochen der Krankheit oft bemerkten, ganz isolirten Krampf des Extensor Hallucis longus dexter glaube ich ohne Zwang den bohnengrossen Secundärknoten verantwortlich machen zu können, welcher auf der linken CP oberflächlich, 4 cm von der Scissura magna entfernt, sass. (Taf. A, VII, mit * bezeichnet.) Denn einmal ist es keineswegs befremdlich, dass dieser einzelne Muskel gerade auf der Hirnrinde Vertretung hat, wenn wir erwägen, dass er allein von den Zehenmuskeln es ist, der von Jedermann willkürlich bewegt werden kann; sodann hat Ferrier, dessen Verdienste in der Aufdeckung einzelner Centren der motorischen Gegend unbestritten sind, in den oberen Theil der CP die Bewegung für die Zehen gesetzt.

Es wäre also möglich, dass für den Menschen das Centrum für die Extension der grossen Zehe 4 cm ca. von der Scissur in der CP sitzt, was ich der Nachprüfung durch weitere Beobachtungen empfehlen möchte. —

Isolirte Lähmung, Contractur und Krampf wiesen also wiederum in Fall VI und VII, wie in Fall V, auf eine Affection der motorischen Gegend hoch oben hin.

Indem ich die Discussion über die Möglichkeit der Verwerthung der anderen, bei VI und VII beobachteten Symptome, besonders des Verhaltens der Sensibilität für die Localdiagnose verschiebe, möchte ich zuerst eine Besprechung der Diagnose von der Natur des Leidens folgen lassen, die in beiden Fällen nicht geringe Schwierigkeiten geboten hat.

Von einem Abscess mussten wir bei beiden Patienten von vornherein absehen; die Erscheinungen schritten, nachdem sie einmal sich markirt hatten, langsam und stetig, wenn auch unter Schwankungen, vorwärts, nicht sprungweise und stürmisch wie beim Abscess; es war nur anderweit motivirtes, geringes Fieber vorhanden, und es waren weder Kopftraumen, noch Krankheiten des mittleren Ohres vorhanden gewesen, noch sonstige, den Hirnabscess erzeugende Eiterquellen im Körper, wie Empyem, bronchiektatische Lebervereiterungen, Pyämie u. dgl.

Unsere erste Annahme bei Fall VI war die einer, durch marantische Thrombose erzeugten Erweichung, wozu das schlechte Aussehen, der elende Puls des Kranken, und das schleichende Einsetzen der Lähmung verleitete. Die Summirung der einzelnen Lähmungen zur unvollkommenen Hemiplegie war kein Gegengrund, ebensowenig die Jackson'schen Krämpfe, welche auch bei Erweichungen vorkommen; die Abwesenheit der Stauungspapille schien selbst ein Argument gegen Tumor. Erst als man das stetige, feste Vorschreiten der Erkrankung wahrnahm, stellte zuerst Herr Geheimrath Leyden, welcher den Fall mit beobachtet hat, die Diagnose auf eine Neubildung. Ich musste dieser Diagnose beitreten, weil nicht nur in bestimmten, fest umgrenzten Zügen der Gang der Krankheit ein stetig progressiver war, sondern weil derselbe auch in der Weise sich vollzog, dass er heute hier nachliess, um morgen oder nach einigen Tagen, an anderer Stelle oder an derselben, von Neuem anzupacken.

In den gelähmten, in den contracturirten Gliedern, welche man schon zur Ruhe verdammt glaubte, traten wiederum neue Reizerscheinungen, Zuckungen, Krämpfe, Contracturen auf, jetzt war es zwangsweise Streckung, nach einiger Zeit Beugung der Gliedmassen, dann Nachlass der Contractur, der Lähmung, wiederum Krämpfe, stärkere Lähmung, kurz, es war als griffe die Krankheitsursache die Nervenfasern an immer neuen Querschnitten an, wie man etwa den ermüdeten, abgestorbenen Muskel an einem neuen Querschnitt reizt. In dieser Weise agirt ein Tumor, gleichsam wie ein Individuum, wie ein Parasit im Kopfe, der sein Zerstörungswerk bald hier, bald dort, nach Laune, betreibt. Das erklärt sich aus den, den Tumoren eigenen Wachsthumsverhältnissen, Druckwirkungen und aus den dieselben begleitenden Hyperämieen, wodurch An- und Abschwellung derselben bewirkt wird. —

Auch eine Erweichung kann, insofern sie durch Thrombose oder Embolie bedingt wird, welche Anämie eines Hirntheils erzeugen, mit Krämpfen isolirter oder allgemeiner Art einsetzen, und tritt der Tod ein, so dürfte eine Diagnose unmöglich sein. Bleibt aber der Kranke noch am Leben, und stellt sich Lähmung ein, so pflegen die gelähmten Glieder nicht mehr zu krampfen, weil der betreffende Hirntheil von der Blutzufuhr schon abgesperrt und der Möglichkeit an Lebenserscheinungen theilzunehmen und mit Reizsymptomen zu antworten beraubt ist. Nur bei der Blutung und consecutiven rothen Erweichung, namentlich wenn Blutcoagula vorhanden sind, bleibt die Möglichkeit weiterer Reizung durch das chemisch differente Blut und dessen Zersetzungsproducte, sowie durch den vom Coagulum bewirkten Druck auch ferner bestehen. Die rothe Erweichung, ferner Plaques jaunes, im allgemeinen Narbengewebe, können den Tumoren ähnliche Symptome bewirken.

Wenn Nothnagel (Top. Diagnostik 463, 501) durch den Krampf, welcher ein gelähmtes Glied befällt, ein Rindenleiden der motorischen Gegend kennzeichnen lässt und dies Verhältniss vom Krampf zur Lähmung als viel pathognostischer erklärt, als das umgekehrte, wo ein krampfendes Glied hinterher von Lähmung befallen wird, so können wir dem nicht nur nach unseren Ausführungen voll beistimmen, sondern dürfen auch behaupten, dass der in einem schon gelähmten Gliede auftretende Krampf viel mehr für Neubildung, Abscess, Blutung resp. rothe Erweichung zeugt.

In Fall VII dachten wir bei der ersten flüchtigen Untersuchung zuerst an Sklerose, wofür Alter, Muskelrigidität, abnorme Erhöhung der Sehnenreflexe und die Monoplegie des Arms zu sprechen schienen. Als indessen die sehr isolirten Krämpfe auftraten, die Contracturen wechselten, als wir die zunehmende, vielgestaltige Wirkung einer stetig wachsenden Ursache sahen, als totale Hemianästhesie Sklerose unwahrscheinlich machte, nahmen wir trotz der fehlenden Stauungspapille einen Tumor an. Denselben haben wir auch nicht ausgeschlossen, als die Dementia, die weinerliche Stimmung, die amnestische, motorische und sensorische Aphasie und die allgemeine Körperschwäche uns die Anwesenheit einer ausgedehnten Erweichung verrieth.

Kehren wir nunmehr zur Symptomatologie zurück, und betrachten zuerst die Störungen der Sensibilität:

In Fall VI bestand beträchtliche Herabsetzung des Berührungs- und Localisationsvermögens, geringere der Schmerz- und Temperaturempfindung, totaler Verlust des Muskelgefühls.

Auch in Fall VII war die Empfindung für Berührung und Localisation fast aufgehoben, und zwar an Haut und Schleimhäuten. Temperatur- und Schmerzempfindung zwar herabgesetzt, aber nicht vernichtet, dagegen Muskelsinn gleichfalls aufgehoben. Wenn Fall VII, bezüglich der örtlichen Ausdehnung, beweist, dass es totale Hirnrindenanästhesieen einer Seite giebt, so scheint es andererseits, als ob es solche nicht gebe, wobei sämmtliche Qualitäten der Sensibilität, wie etwa bei vollkommener Myelitis transversa, gänzlich vernichtet sind.

In unseren Fällen ist hervorzuheben das relative Erhaltensein des Schmerz- und Temperaturgefühls, — im Gegensatz zu den Sensibilitätsstörungen, welche bei manchen Rückenmarkskrankheiten, z. B. der Syringomyelie, viel häufiger beobachtet wurden, wobei Temperatur- und Schmerzgefühl gerade zuerst litten. —

Eine Anästhesie der Haut und Schleimhäute ist in der Litteratur bei Hirnrindenläsionen schon mehrfach beschrieben; letztere waren gewöhnlich sehr ausgedehnter Natur. So von Demange (Revue de médecine 1883 p. 391). Beide Centralwindungen, P_1, P_2, Insel, Occipital- und Temporallappen sind erweicht, ausser Anästhesie ist auch Herabsetzung der Sinnesfunctionen zugegen. Ferner von Petrina, welcher der Herabsetzung der verschiedenen Gefühlsqualitäten bei Rindenaffectionen besondere Beachtung gewidmet hat (Zeitschrift f. Heilkunde 1881, Fälle 1, 2, 5, 6). — In unserem Fall VII waren beide Gyri centrales, LP und P_1, also genau die gesammte motorische Gegend, in einer Weise durch den pathologischen Process ausgeschaltet, wie dies nur durch ein Experiment hätte geschehen können. Er ist bis zu einem gewissen Grade eine Bestätigung der Munk'schen Angaben über die Endigung der sensiblen Nerven in der motorischen Gegend, welche mit Exner's Ansichten, welcher das absolut motorische Gebiet weiter ausdehnt, die sensiblen Felder nur als relative ansieht, und denen von Luciani-Seppilli, die noch P_2 zu denselben zählen, übeinstimmen. —

Wo grosse Herde, Geschwülste oder Blutungen vorhanden sind, ist es natürlich, an Druck und Fernwirkung zu denken. Bei Blutungen kann man ganz allgemein, wenn man Grund hat anzunehmen, dass motorische Region oder innere Kapsel direct nicht getroffen sind, aus der Tiefe der Hemianästhesie einen Rückschluss auf die Höhe des vorhandenen Druckes und die Menge des ergossenen Blutes machen, was die Prognose mit bestimmt. Wie Hemiplegie, Aphasie, Hemianopsie, so kann auch Hemianästhesie Allgemeinsymptom und Localsymptom sein.

Merkwürdigerweise können an manchen Stellen der Rinde selbst weitverbreitete Sensibilitätsstörungen auch durch kleinere Herde zu Stande kommen, ganz wie im hinteren Theil der inneren Kapsel, welchen Ort Charcot als sensiblen Kreuzungspunkt (carrefour sensitif) bekanntlich bezeichnet hat. In Fall 6 von Petrina (l. c.) bewirkte ein kleiner, von punktförmigen Hämorrhagieen umgebener Tuberkel in F_3 links: Anästhesie der rechten Gesichtshälfte incl. Conjunctiva und Nasenschleimhaut, partielle Anästhesie des rechten Armes und Hyperästhesie mancher Empfindungsqualitäten in der ganzen rechten Seite. Im Allgemeinen möchte jedoch ausgebreitete Sensibilitätsstörung durch einen localisirten, kleineren Rindenherd recht selten sein, und solche ist also, wo Druck sie nicht bedingt, durch einen Herd in der inneren Kapsel, in der Rolando'schen Gegend, oder in den Parietalwindungen hervorgerufen.

Schwierig kann die Diagnose mit Herden in der inneren Kapsel werden. Die Betheiligung der anderen Sinnesnerven entschiede mehr für die innere Kapsel. Einerseits beweist jedoch der erwähnte Fall Dejerine's, dass bei Betheiligung der inneren Kapsel die höheren Sinne gleichfalls nicht zu leiden brauchen. Sodann zeigen Fall VI, wo Hemiamblyopie beim Sitz des Tumors in CA oben, und Demange, wo Betheiligung sämmtlicher Sinnesnerven bei einer grossen Rindenaffection vorhanden war, dass auch dies diagnostische Moment nicht immer Stich hält.

Auch die etwaige Aufhebung des Muskelsinnes, dessen Sitz und genauere Verhältnisse noch discutirt werden sollen, wäre nicht massgebend. Bereits im Rückenmark verlaufen die Fasern für den Muskelsinn eigenartig, da bei halbseitiger Durchtrennung desselben sämmtliche Empfindungsqualitäten der dem Herd gegenüberliegenden Seite aufgehoben werden, mit Ausnahme des Muskelsinnes. Ferner stecken nach Couty in der inneren Kapsel die Fasern für den Muskelsinn mehr basalwärts in der Tiefe, so dass für den Muskelsinn auch bei Herden in der inneren Kapsel ein eigenartiges Verhalten erwartet werden darf, und widersprechende Beobachtungen vorderhand nicht befremden können. Gowers hat auch Störung des Muskelsinns bei Affectionen dieses Hirntheils gesehen. Dreschfeld dagegen (Brain 1882 Januar) hat bei einem infiltrirten Tumor im hinteren Theil der inneren Kapsel und Sehhügel dauernde Hemiplegie und Herabsetzung der Empfindlichkeit für Berührung, Schmerz, Temperatur, bei Erhaltung des Muskelsinnes, beobachtet. Ich habe im Juni eine seit einem Jahr apoplektisch gelähmte Kranke zur Section bekommen, bei welcher hinterer Stirn-, Centralwindungs- und Parietalantheil der Pia vielfach getrübt war. Ausserdem wurde durch eine rothe Narbe von $2^{1}/_{4}$ cm Länge, in Höhe der vorderen Vierhügel, ein Theil des rechten Thalamus, die ganze innere Kapsel bis 1 cm von der äusseren Kapsel durchtrennt, und zwar in Entfernung von $1^{1}/_{4} - 1^{1}/_{2}$ cm von der ventrikulären Oberfläche. Diese Narbe hatte die letzten Ausläufer des Nucleus caudatus noch zerstört. Die Symptome intra vitam waren: Parese der linken Körperhälfte, Unmöglichkeit zu gehen und zu stehen, später Contractur aller vier Extremitäten; diejenige der rechtsseitigen liess sich ausgleichen, auch konnten dieselben activ bewegt werden. Ferner Cyanose, Hemianästhesie und Kälte der linken Seite, Schmerz-, Berührungs- und Localisationsgefühl abgestumpft. Das Muskelgefühl war erhalten, sowohl in Bezug auf die Lage der linksseitigen Glieder beim Augenschluss, als auch in Bezug auf die Möglichkeit, Gegenstände, Münzen zu erkennen. Indess wurde das Muskelgefühl erst später geprüft, als auch die anderen Sensibilitätsqualitäten sich gebessert hatten. Es wäre also nicht ausgeschlossen, dass auch hier

Muskelsinnstörung zu Anfang vorhanden gewesen sei. Hemianopsie schien nicht vorhanden.

Die Empfindung des Schmerzes und der Temperatur scheint bei directen und indirecten Affectionen der inneren Kapsel (Dejerine. Progrès médical 1880, p. 669) gleichfalls, ebenso wie Localisations- und Tastgefühl zu leiden. Eigenthümlicherweise beharrt oft das Gefühl für Kälte, oder verwandelt sich in, manchmal abnorm erhöhtes, Schmerzgefühl.

Da auch bei ausgebreiteter oder totaler Hemianästhesie die vorhandenen Qualitäten der Empfindung sich verschieden verhalten — z. B. wies ein Fall von Vetter Geschwulst in P$_1$ und Zerstörung bis zur Insula, u. A. Analgesie auf, — so ist aus dem Fehlen gerade der einen oder der anderen ordinären Sensibilitätsqualität, nach unseren bisherigen Kenntnissen, für die Diagnostik nichts zu entnehmen.

Controvers sind die Ansichten der Autoren rücksichtlich des Werthes auf eine Körperstelle oder ein Glied begrenzter Anästhesieen, der Monoanästhesieen. Nothnagel in seiner Topischen Diagnostik erklärt p. 456 und 500, wenn, neben der motorischen Lähmung einer Extremität oder beider, ausgesprochene vasomotorische oder sensible Störungen in derselben bestehen, so könne man mit grosser Wahrscheinlichkeit oder fast Sicherheit annehmen, dass der Herd nicht in der Rinde seinen Sitz habe, und ibid. p. 363, dass durch Herde im Centrum semiovale selten Sensibilitätsstörungen gesetzt würden. Ob der berühmte Kliniker noch gegenwärtig der gleichen Ansicht ist, weiss ich nicht zu sagen. Luciani und Seppilli kommen durch ihre Untersuchungen zu dem Schluss, dass im Allgemeinen Herde im unteren Theil des motorischen Rindengebietes in näherer Beziehung stehen zur Hautempfindung im Gesicht, im oberen Theil dagegen in solcher zu den Extremitäten. — Gowers lehrt, dass erheblicher Sensibilitätsverlust an den äussersten Partieen der Extremitäten, nicht auf der ganzen Seite, mit Wahrscheinlichkeit deute auf eine Läsion der Rinde oder der darunter gelegenen weissen Substanz.

Die in neuester Zeit von Chirurgen an der Hirnrinde ausgeführten Operationen (Horsley, v. Bergmann) haben auf das Unzweideutigste dargethan, dass circumscripte Störungen verschiedener Qualitäten der Sensibilität, ebensogut wie isolirte Lähmungen, bei localisirten Verletzungen in den motorischen Gegenden vorkommen, und dass insbesondere circumscripte Störungen des Muskelsinnes oder Muskelbewusstseins dafür als Symptom einen besonderen Werth beanspruchen dürfen. Nothwendigerweise muss ich auf die Verhältnisse des sog. Muskelsinnes daher genauer eingehen.

Indem ich hiermit ein überaus schwieriges, theoretisches Gebiet betrete, möchte ich nochmals betonen, dass die folgenden theoretischen Ausführungen gleichwohl einen praktischen Hintergrund haben, welcher darauf hinausläuft, festzustellen die eigentliche Bedeutung der motorischen Gegend und die Erledigung der Frage, inwieweit Störungen gewisser Empfindungen, welche uns über Lage und Bewegung unserer Glieder unterrichten, besonders diejenigen des Muskelsinnes, hier oder wo sonst localisirt sind, und ob sie verwendet werden können zur localen Diagnostik.

Eine willkürliche Bewegung, welche wir ausführen wollen, setzt voraus eine Vorstellung im Allgemeinen und die Verstärkung dieser Vorstellung vermöge verschiedener Associationen, welche das herbeiführen, was wir die gemüthliche Betonung eines Gedankens nennen, bis zu dem Grade, dass gleichsam als Grosshirnreflex, mittelst der motorischen Gegend, durch die daselbst beginnenden Stabkranzfasern die Bewegung ausgelöst wird. Einen Grosshirnreflex in solchem Sinne darf man nicht entfernt mit den gewöhnlichen Reflexen gleichstellen wollen. Das ist schon daraus zu ersehen, dass ein so beschaffener Cerebralreflex Wochen, Monate, ja Jahre aufbewahrt werden kann, ehe er zu einer Bewegung führt, während der gewöhnliche Reflex bekanntlich in seinem Ablauf an eine bestimmte kurze Zeit gebunden ist, wodurch die Zusammengehörigkeit von sensibler Reizung und ausgelöster Bewegung in charakteristischer Weise documentirt wird. — Ein Grosshirnreflex kann nur gedacht und, um manche Erscheinungen besser uns erklären zu können, angenommen, er kann eigentlich nicht recht und streng bewiesen werden.

Die geeignetsten Vorstellungen für die Bewegungen sind, wie ohne Weiteres einleuchtet, die vom Gesicht und von dem Gefühl hergeleiteten, durch welche die Kategorie des Raumes überhaupt uns erst offenbar wird, folglich auch eine Veränderung des Körpers im Raume, d. h. eine Bewegung. Jede Bewegung hinterlässt, nachdem sie vollführt ist, gewisse Empfindungen sehr complexer Natur, welche sich zusammensetzen aus Muskelempfindungen, aus den Nervenerregungen, welche durch Dehnung der Sehnen, der Haut und anderer Gebilde, Verschiebung der Gelenke[1]), der Knochen, der Innervationsanstrengung des ganzen Körpers, u. A. auch der Athemmuskeln entstehen und sich für diese Bewegungen im Gehirn einzeichnen.

Man kann die Summe aller dieser Empfindungen am besten mit Charlton Bastian als kinästhetische Empfindungen bezeichnen; man hat von ihnen auch als von den Bewegungsvorstellungen gesprochen, und die wichtigste Componente derselben macht der sog. Muskelsinn aus, den man prüft, indem man beim Augenschluss den Patienten eine vorgenommene Lageveränderung seiner Glieder genau bezeichnen, oder bestimmte Bewegungen aus-

---

[1]) Ueber die Wichtigkeit der Gelenksensibilität für das Gefühl der Lageveränderung und für das Entstehen der Ataxie hat Goldscheider einen sehr interessanten Beitrag geliefert in Verhandlungen der Physiologischen Gesellschaft zu Berlin 15. 7. 1887.

führen, namentlich mit den gesunden Extremitäten bestimmte Stellen der afficirten berühren heisst, indem man ferner ihn Gewichte taxiren lässt und indem man den sog. Drucksinn der Prüfung unterzieht.

In welcher Weise diese kinästhetischen Empfindungen erzeugt und mit anderen Sinneswahrnehmungen zu Vorstellungen verknüpft werden, und wie sie benutzt werden, das dürfte am klarsten sich darstellen lassen durch die Heranziehung eines geistreichen Beispiels von Meynert, dessen er auf der jüngsten Naturforscher-Versammlung zu Wiesbaden sich bediente. Ein Kind, dessen Hornhaut man mit einem Gegenstande berührt, schliesst das Auge reflectorisch. Wenn man später einen Gegenstand dem Auge bloss nähert, so erfolgt gleichfalls der Lidschluss, diesmal auf cerebral-reflectorischem Wege. — Analysiren wir das Beispiel einmal genauer, um daran noch einige weitere Bemerkungen zu knüpfen. Indem der Gegenstand die Hornhaut des Kindes berührt, erfolgt in dem von Empfindungen noch leeren Grosshirn eine Einzeichnung im Bereiche der Fühlsphäre, eine zweite im Bereiche der Sehsphäre, von dem untergeordneten Ganglienkörper aus, welcher die Reflexbewegung vermittelt. Es muss dieses Ganglion in leitender Verbindung stehen mit Fühlsphäre und mit Sehsphäre, und Fühl- und Sehsphäre sind unter sich gleichfalls durch den anatomischen Bau associirt.

Kommt nun das nächste Mal der Gegenstand dem Auge nahe, so genügt der einzelne Reiz, welcher von der Retina aus in der Sehsphäre sich einzeichnet, um auch die einmal associirte Tastempfindung zu wecken und den gleichen Augenschluss-Reflex auszulösen. Es kann mit der Zeit aber die ganze periphere Bahn des Reflexes wegfallen, und nur zurück bleiben die Association zwischen Seh- und Gefühlssphäre, d. h. die Vorstellung des Gegenstandes, dessen Schema in Beiden liegt, und es kann diese blosse Vorstellung eines bestimmten Gegenstandes schon stark genug sein, den Augenschluss zu bewirken. Diese Emancipation vom peripheren Reiz kann als spontauer Wille bei Vorhandensein des Bewusstseins, und wenn das Bewusstsein den Vorgang nicht begleitet, was überhaupt geschieht, wenn derselbe sehr oft eingeübt wird, als automatisch imponiren.

Nach diesem Schema benutzen wir die Hirnrinde und erlangen wir überhaupt Kenntnisse, Vorstellungen, besonders Bewegungsvorstellungen und lernen die complicirtesten Muskelleistungen ausführen. Hierbei spielt auch die Erblichkeit ihre Rolle. — Ein Kind lernt bekanntlich nicht eine elementare Bewegung, nicht syllabiren und buchstabiren, sondern gleich stehen und gehen und rein mechanisch ganze Wörter und Sätze, deren Sinn ihm erst viel später aufgeht, und die ganze Form von Gegenständen in toto auffassen. Das Gehirn mit seinen peripheren Endorganen besorgt die Analyse dieser Totaleindrücke, indem z. B. der Eindruck eines gewissen Menschen mit seinen optischen, Tast-, acustischen Zeichen und Wirkungen auf die Sinne eines Kindes, sich zersetzt und eine jede Sinnesempfindung mittelst der specifischen Nerven an einen besonderen Ort in dem Gehirn des Kindes seine Eindrücke hinleitet und registrirt. Umgekehrt kann auch die oben entwickelte Automatie sehr bedeutend werden; ein Virtuose vollführt schliesslich ohne Bewusstsein die wunderbarsten Bewegungen, die er zuerst mühselig eingeübt hat; ein grosser Denker kann Massen von Gedanken bewältigen, ganze Reihen von Folgerungen und Schlüssen in Schnelligkeit ziehen, vermöge der Kraft der Verdichtung, der Synthese, wodurch das Gehirn befähigt ist, eine Masse Einzelleistungen zusammenzufassen.

Bezüglich der Bewegungsvorstellungen, worunter natürlich auch die Sprache fällt, fragt es sich nun, ob wir im Stande sind, willkürliche Bewegungen zu vollführen ohne die sogenannten kinästhetischen Empfindungen, oder ob diese nothwendig dazu gehören, ob die kinästhetischen Empfindungen gelagert sind in der motorischen Sphäre, oder nicht, ob der Wegfall der kinästhetischen Empfindung Lähmung oder welche Störung der Bewegung sonst veranlasst, ob die Lähmung, welche man nach der Zerstörung der s. g. motorischen Centren beobachtet, eine wirklich motorische sei, womit die Frage zusammenhängt, ob die um die Rolando'sche Furche gelagerte Region motorisch ist, oder sensibel.

Es hat eine grosse und sehr lehrreiche Discussion in der Londoner Neurological Society über diese Fragen stattgefunden, wobei Vertreter der verschiedenen Richtungen auftraten, Charlton Bastian vertrat die Eigenschaft der Rolando'schen Zone als kinästhetisches Centrum, während Ferrier für ihre ausschliesslich motorische Eigenschaft eintrat.

Bastian gründete seine Ansicht auf pathologische Fälle, die von Briquet, Duchenne, Landry beobachtet worden waren, wobei Personen mit vollständiger Anästhesie einer Körperhälfte incl. des Muskelgefühls zu irgend welcher Bewegung unfähig waren, sobald sie die Augen schlossen. Solche Personen konnten beispielsweise die zur Faust geballte Hand nicht öffnen und sagten, die Faust wäre schon geöffnet, wenn dieselbe noch geschlossen war; sie liessen Gegenstände aus der Hand fallen, welche sie mit Sicherheit bei geöffneten Augen trugen u. dergl. m. Daraus schloss Bastian auf die Nothwendigkeit der kinästhetischen Empfindungen für die willkürliche Bewegung.

Allein alle diese Fälle waren hysterisch, und ich glaube, es geht nicht an, Beobachtungen an Hysterischen für so wichtige naturwissenschaftliche Fragen zu verwerthen, denn der Täuschungen giebt es dabei zu viele. Schon die Frage, ob bei an Hemianästhesie erkrankten Hysterischen das Muskelgefühl verloren gehe, ist controvers. Charcot mit seiner grossen Erfahrung glaubt sie verneinen zu können. Gowers, Ross und andere bejahen dieselbe, und ich muss den letzteren Beobachtern mich anschliessen, da ich eine Hysterische gesehen habe, welche bei totaler Anästhesie nebst Verlust des Muskelsinns, trotz Augenschlusses, lief wie ein Hase. Ein von Bastian angeführter Fall von Fincham-Bazire ist auch dunkel.

Dagegen haben wir positive andere Fälle, welche beweisen, dass auch beim Fortfall aller kinästhetischen Empfindungen Lähmungen nicht aufzutreten brauchen. Ein solcher ist der von Grasset mitgetheilte (Revue de Médecine et de Chirurgie 1880), den ich soweit anführe, als er interessirt. Von einem linkshändigen Individuum werden Tasteindrücke und passive Bewegungen am linken Arm nicht wahrgenommen. Die Motilität ist ungestört. Krankheitsherd in P_2, hinter der unteren Hälfte von CP. Da es für die hier ventilirte Frage gleichgültig ist, wodurch die Störung der kinästhetischen Empfindung, und an welcher Stelle dieselbe bewirkt wird, so führe ich auch an den von Schüppel-Späth mitgetheilten Fall des Remigius Leins, welcher, wenn er sich in's Bett legte, zu fliegen meinte, und doch keine Lähmung, noch auch Ataxie beim Augenschluss zeigte. Man fand nach seinem Tode Höhlenbildung in der ganzen Länge des Rückenmarks, vom 1. Halsbis 1. Lendennerven, Zerstörung der Hinterstränge in der unteren Hälfte des Cervicalmarkes, nach oben graue Degeneration, Zerstörung der vorderen Commissur im Rückentheil, und der Hinterhörner und der grauen Commissur im Hals- und Rückentheil.

Ich habe vor Kurzem einen Hauptmann, einen intelligenten, wenn auch curiosen Herrn behandelt, der seit vielen Jahren an Tabes leidet, welche auch den die Arme versorgenden Rückenmarkstheil befallen hatte; derselbe hatte eine überaus starke Herabsetzung aller Sensibilitätsqualitäten mit Verlangsamung der Schmerzempfindung und einer Aufhebung des Muskelgefühls in den sehr ataktischen Armen. Wenn man diesen Patienten die Augen schliessen liess und ihm eine Münze oder event. einen Gegenstand in die Hand gab, damit er dessen Natur bestimme, so machte er zweckmässig die Bewegung des Tastens und des Wägens, ohne zum Ziele zu gelangen. Jedenfalls konnte er also zweckmässige Bewegungen machen, ohne kinästhetische Empfindungen zu haben, wenn auch freilich das Spiel der Finger eigenartig steif und ataktisch ausfiel.

Willkürliche Bewegungen vollführen wir nicht nur unter Anleitung der kinästhetischen Centren allein, sondern auch unter Führung der anderen Sinne, welche jene einigermassen ersetzen können. Der Ersatz derjenigen Bewegungen wird besonders leicht sein, bei denen die Sinne die Erinnerung aufbewahrt haben an die gemeinsamen Erfahrungen aus früherer Zeit, vor der durch Krankheit gesetzten Zerstörung der kinästhetischen Centren. Wir benutzen die kinästhetischen Empfindungen unbewusst zur Vollführung der willkürlichen Actionen, wodurch deren Präcision, Schnelligkeit, Abrundung bewirkt wird. Das Kind, welches nach dem Monde greift, der Mensch, welcher nach einem jener anscheinend schweren, aus Papier gefertigten Scherzgewichte mit Vehemenz auslangt, sie müssen ihre kinästhetischen Empfindungen erst erwerben und ihre durch das Auge bemessene Kraftanstrengung corrigiren. Dazu dienen also die kinästhetischen

5*

Empfindungen; sie sind ein Regulator, welcher jeden Moment uns sagt, ob die unbewusst nach gegenwärtigen, oder gehabten Sinneseindrücken veranlagte Kraftanstrengung auch richtig bemessen ist. Wir haben durch sie gleichsam eine Vorahnung der anzuwendenden Kraft, der Bewegungsform, und können diese Vorahnung mit den die Bewegung begleitenden neuen Sensationen vergleichen.[1])

Ein historischer Rückblick über die verschiedenen Anschauungen der Autoren zeigt, welch' grossem Wechsel die Ansichten unterworfen waren, und auf wie engem Raum die Gedanken aufeinander stiessen.

Als Fritsch und Hitzig die Entdeckung gemacht hatten, dass durch elektrische Reizung der Grosshirnrinde bestimmte Bewegungen ausgelöst wurden, trug Hitzig begreiflicherweise das Verlangen zu sehen, wie sich die Verhältnisse gestalten, wenn die neu gefundenen Centren exstirpirt würden. Die erwartete Lähmung trat nach Exstirpation bei Thieren nicht ein, sondern es zeigten sich nur gewisse Abnormitäten der Bewegung. Hunde rutschten z. B. mit der betreffenden Pfote oft aus, gingen auf dem Rücken derselben, zogen sie nicht zurück, wenn man sie in unnatürliche Lage brachte, und wie Hitzig auf der Berliner Naturforscherversammlung 1886 in einem sinnreichen Experiment berichtete, ein in einer Schwebe befindlicher Hund zog die betreffende Pfote nicht zurück, wenn man dieselbe zu stechen drohte, während er durch ein Winseln und die ganze Mimik zu erkennen gab, dass er den zu erwartenden Schmerz fürchte. Hitzig bezog diese Erscheinung damals, und wohl noch heute, auf die Beeinträchtigung, resp. den Wegfall der Bewegungsvorstellungen, des Muskelbewusstseins, und er setzte dasselbe in die motorische Sphäre, welche er als eine solche bezeichnet hat, deren die seelischen Functionen sich bedienen zu ihrer Entstehung aus der Materie[2]).

Dann kam Nothnagel, beobachtete dieselben Erscheinungen, bezog sie aber auf den partiellen Ausfall des Muskelsinnes, und da er wahrnahm, dass die Lähmungen sich ausglichen, so glaubte er, dass an diesen hier interessirenden Orten die Nerven für den Muskelsinn passirten und die Nerven für die Bewegung nur eine vorläufige, nicht ihre letzte Endstation hätten, wodurch die Möglichkeit der Retablirung auf anderen Wegen gegeben sei. (Virch. Archiv 57, p. 196).

Dann kam Schiff und er entdeckte, dass bei den so operirten

---

[1]) Der im neurologischen Centralblatt 1885, No. 2 mitgetheilte Fall von Erb beweist beiläufig, dass es ataktische Störungen giebt, ohne dass kinästhetische Empfindungen verloren gegangen sind. Ein von Bernhardt gelegentlich der Discussion über diese Vorträge gezeigter Patient, der nach einem Schlagfluss vorübergehend Aphasie und rechtsseitige Lähmung erlitten hatte, zeigte ausserdem Anästhesie complicirter Art und Ausbreitung an der rechten Hand, mit Ausnahme des Daumens, und vollständigen Verlust des Muskelsinnes in derselben. Nichtsdestoweniger konnte er alle Bewegungen ganz zweckmässig ausführen, auch beim Augenschlusse.

[2]) Untersuchungen über das Gehirn p. 31 und 58—62.

Thieren die Berührungs- und Tasteindrücke sehr herabgesetzt wären. Er behauptete, dass die motorische Gegend überhaupt nicht motorisch, sondern sensibel sei, und dass diese Bewegungsanomalieen nur Ataxie wären, bedingt durch den Wegfall der Tasteindrücke. In der Centralwindungs-Region endigten die Hinterstränge des Rückenmarks; dies bewies er dadurch, dass, wenn er die Hinterstränge des Rückenmarkes durchschnitt, Reizung der sogenannten motorischen Gegend kein Resultat mehr lieferte. Um es hier gleich zu erwähnen, so ist Schiff, wie mir trotz seiner Entgegnung scheinen will, ganz treffend von Horsley widerlegt worden, welcher das Experiment Schiff's nachahmend, zwar die erwähnten Thatsachen bestätigte, aber zugleich fand, dass die den Hintersträngen benachbarten Seitenstränge durch den geführten Schnitt per contiguitatem entzündet und degenerirt waren, wodurch in der motorischen Zone des Grosshirns der Verlust der elektrischen Anspruchsfähigkeit auf's Natürlichste sich erklärte. Selbstverständlich ist damit nur dieser Beweis Schiff's, nicht aber dessen Annahme widerlegt, dass die Hinterstränge in den Centralwindungen endigten.

Nun kam Munk; derselbe fand, dass Druck- und Berührungsgefühl, Lage- und Bewegungsvorstellungen und die feinere Tastmechanik bei den von ihm in dieser Region operirten Thieren verloren gegangen war, und er fasste diese Erscheinung auf als einen Verlust der Bewegungs- und Gefühlsvorstellungen und bezeichnete die Rolando'sche Region als Fühlsphäre. Eine geringere Verletzung derselben sollte bewirken Seelenlähmung und Seelengefühllosigkeit, die Exstirpation der ganzen Gegend Rindenlähmung und Rindengefühllosigkeit.[1]

Brücke parallelisirte, wie schon Bastian gethan, den Vorgang bei Bewegungen und das Verhältniss der kinästhetischen Empfindungen zu den Bewegungen, mit demjenigen des sog. motorischen Sprachfeldes zu den articulatorischen Bewegungen der Zunge, des Mundes etc. Wie bei Zerstörung des motorischen Sprachfeldes nicht gesprochen werden könne, obgleich die motorischen Nerven in Ordnung wären, und man gleichwohl Zunge und Mund bewege, so wären, wenn die kinästhetischen Empfindungen, die Bewegungsvorstellungen, vernichtet seien, die willkürlichen Bewegungen unmöglich.

---

[1] „Nach alledem ist die Sachlage so klar, wie sie für's Erste nur gewünscht werden kann.... In den wahrnehmenden centralen Elementen einer Region enden bei einander die Fasern, welche die Haut-, die Muskel- und die Innervationsgefühle des zugehörigen Körpertheils vermitteln, und innerhalb der Region haben auch die Gefühlsvorstellungen eben dieses Körpertheils ihren Sitz, so dass die Region die selbständige Fühlsphäre des zugehörigen Körpertheils, z. B. des Vorderbeins oder Hinterbeins vorstellt." Grössere Exstirpationen innerhalb derselben bringen völligen Verlust der Gefühlsvorstellung des Körpertheils „Seelenbewegungs- und Seelengefühllosigkeit", mit sich, die sich im Rest der Fühlsphäre von Neuem bilden können, völlige Zerstörung der betreffenden Zone, Rindenlähmung resp. Rindengefühllosigkeit. Munk, Ueber die Functionen der Grosshirnrinde. p. 50.

Nothnagel endlich acceptirte den Vergleich Bastian's und Brücke's auf dem medicinischen Congress 1887 zu Wiesbaden und, indem er die Endigung des von ihm in Betracht gezogenen Muskelsinnes in's Scheitelläppchen versetzte, brachte er den Bastian-Brücke'schen Satz in die Form: es verhalte sich das Scheitelläppchen zur Rolando'schen Gegend, wie das sog. motorische Sprachfeld zum articulatorischen. Hierbei hat er insofern auch betreffs der Localisation gegen früher gewechselt, als er früher die motorische Region überhaupt nicht für motorisch angesehen und die motorischen Centren anderswohin (subcortical?) verlegt hatte.

Eine Recapitulation der Ansichten der verschiedenen Forscher hinsichtlich der Localisation der Motilität und der kinästhetischen Empfindungen in dieser Gegend ergiebt also als Resultat, dass Hitzig, soweit aus seinen sehr vorsichtigen, oben angezogenen Auseinandersetzungen erhellt, jedenfalls die kinästhetischen Empfindungen in die Centralwindungszone verlegt, Ferrier die Rolando'sche Zone als ausschliesslich motorisch ansieht und die kinästhetischen Empfindungen im Gyr. fornicatus sucht. Nothnagel gegenwärtig zwar die Motilität auch dorthin, aber den Muskelsinn in das Scheitelläppchen setzt, Munk, Brücke, Schiff, Bastian der Fühlsphäre, resp. dem Tastgefühl, resp. den kinästhetischen Empfindungen die Rolando'sche Gegend zuweisen, während sie die Organe für die Motilität an andere Orten, weiter abwärts in die subcorticalen Centren verlegen.

Wie mir scheint, ist Charlton Bastian's und Brücke's glänzender Vergleich doch nicht recht stichhaltig. Die Sprachvorstellungen können eben nicht blossen mechanischen Bewegungsvorstellungen gleich gesetzt werden. Hier wirken die höheren psychologischen Elemente in viel bedeutenderem Grade mit, so dass durch ihre Betheiligung allein, indem Aufmerksamkeit (Grashey), Gedächtniss fehlt, Aphasie entstehen kann. Davon abgesehen, steht auch der Mechanismus selber um eine Stufe höher, insofern es hier gilt, die Muskeln sehr verschiedener und entfernter Gegenden zum Zwecke der Stimm- und Lautbildung, der Wort- und Satzbildung zu coordiniren. Bouillaud hat daher mit Recht von einem „centre coordinateur de la parole" gesprochen. Die einzelnen Bewegungsvorstellungen sind es gewöhnlich nicht, die dem motorisch Aphasischen fehlen, er kann die Mundstellungen, die Zungenbewegungen vielleicht einem gesunden Menschen nachmachen, auf's feinste selbst nachmachen, er bringt doch nichts heraus, selbst wenn er überdies genau dieselben Vorstellungen, wie der Gesunde hat, was vielleicht aus seiner Mimik zu erkennen, auch wenn er das Wort innerlich genau weiss, z. B. niederschreiben kann. Was ihm fehlt, das ist jener höhere, complicirtere, eigenthümliche Mechanismus, vermittelst dessen die Bewegungen nicht zum Laut, aber zur Sprache eben zusammengefasst werden, welcher vergessen, oder direkt und indirekt gelähmt daniederliegen kann. Dieser Sprachbewegungsmechanismus verhält sich zur Mechanik einzelner Bewegungen, wie

z. B. die Fähigkeit, einen Brief zu schreiben, zum Beugen des Ellbogens und zum Erfassen einer Feder, — eine Reihe von Bewegungen erfüllt von geistigem Inhalt zu einem simplen Motilitätsact ohne solchen. Es ist bei der seltenen, reinen motorischen Aphasie, wo der Kranke völlig stumm, dabei aber intelligent ist, ein exquisit motorischer Mechanismus, der einem solchen Patienten fehlt, nicht die Coordinationsvorstellung, sondern die Fähigkeit der Coordination qua Bewegung.

In unseren Fällen VI und VII waren die Muskeln, nicht die Bewegungsvorstellungen, einfach gelähmt, und es unterschied sich diese Lähmung in gar nichts von jener anderen communen Lähmung, wie sie z. B. durch Blutungen in das Corpus striatum erzeugt wird. Wenn vielleicht mit einigem Recht bei Fall VI eingewendet werden könnte, da die Sensibilitätsstörungen später aufgetreten wären, so hätte der Tumor vielleicht erst die abgehenden motorischen Fasern zerstört, ehe er dann die zuführenden sensiblen fasste, so können dagegen, ausser dem citirten Grasset'schen, andere Fälle angeführt werden, bei denen, wie in den Fällen bei Vetter und Kahler und Pick, die kinästhetischen Empfindungen bei Rindenherden fehlten, und doch bei ersterem gar keine Lähmung, in dem letzterwähnten Fall nur Ataxie bemerkt wurde.

Bastian hat in seinen Ausführungen plausibel zu machen gesucht, dass, wie Zerstörung der kinästhetischen Centren Lähmung, so Vernichtung der die Empfindung zuleitenden Nerven Ataxie bewirken müsse. Die erstere Behauptung ist, wie gezeigt worden, unrichtig; die letztere scheint bis auf einen gewissen Punkt zutreffend. Sind nämlich die kinästhetischen Centren intact, und wirken sie bei der Entstehung einer Bewegung noch mit, so muss diese durch den Wegfall der peripheren Controle geschädigt werden. Ob indess diese Schädigung gerade immer eine Ataxie sein wird, müssen weitere Beobachtungen lehren. Jene Ungeschicklichkeit in der Ausführung bestimmter Bewegungen, deren die Autoren Erwähnung thun, ist nur selten Ataxie und lässt sich zum Theil sehr wohl aus der Parese und dem Bewusstsein, das der Patient davon hat, was ihn unsicher macht, nebst den etwaigen Sensibilitätsstörungen erklären. Das Vorkommen der eigentlichen Ataxie bei Rindenläsionen, insofern damit gemeint ist eine quantitativ falsche Innervation der Muskeln, wodurch deren stossweises, ungemessenes Agiren bewirkt wird, ist nicht häufig. Das Vorkommen von Incoordination dabei, insofern allgemein krampfhafte und unzweckmässige Innervation von zur gewollten Bewegung nicht nothwendigen Muskeln erfolgt (Paradigmen: Tabes und Chorea!), möchte man fast anzuzweifeln, falls nicht Athetose und Gesticulationskrämpfe hierunter begriffen worden sind.

Jedenfalls wird es nothwendig werden, in der Folge genauer zu beschreiben, welche Störungen der Sensibilität, besonders des Muskelsinns, welche der Motilität bei Affectionen der Gyri centrales und der anderen motorischen Partieen sich finden, und man wird sich mit den Bezeichnungen Ataxie- und Coordinationsstörung nicht begnügen können. Ueber alle diese Verhältnisse und Beziehungen der kinästhetischen Empfindungen zur Motilität kann man selbstverständlich beim Menschen viel genauere Beobachtungen als beim Thiere machen. Klinische Beobachtungen sind einzig und allein das hier Massgebende. Reichlich wird der Umstand, dass die Verletzungen beim Menschen nicht so genau umgrenzt sind, was übrigens, schon wegen des auseinandergesetzten Einflusses der Rinde auf das Markweiss, auch bei den Thierexperimenten nicht so scharf ist, als viele Autoren es darstellen, — durch die Möglichkeit aufgewogen, dass wir beim Menschen über seine Empfindungen vermittelst der Sprache Auskunft erhalten können.

Den bei Menschen erhobenen Erfahrungen zufolge, können wir also weder Munk, noch Bastian beistimmen. Für Nothnagel's Ansicht, dass der Muskelsinn in den Scheitelläppchen endige und seinen Sitz habe, sprechen unsere bisherigen Erfahrungen nicht. Kahler's Fall ist zu complicirt, auch der von Kahler und Pick 1879 in Prager Vierteljahrsschrift berichtete ist, da 2 Tuberkel in Frage kommen, nicht ganz rein, und bei dem bemerkenswerthen hier einschlägigen Vetter'schen Fall bestand ein apfelgrosser Erweichungsherd, der neben P_1 auch die Gyri centrales fast völlig zerstört hatte, so dass hier nicht davon die Rede sein kann, den Sitz des Muskelsinns im Scheitelläppchen aus der alleinigen Verletzung desselben zu folgern. Bei einem Forscher wie Nothnagel ist indess anzunehmen, dass er entsprechende Beobachtungen in petto hat, wenn er einen solchen Satz aufstellt, und wir müssen erwarten, dass er das nothwendige Beweismaterial beibringt. Ganz entschieden spricht gegen ihn unser vorletzter Fall VI, wo Aufhebung der kinästhetischen Empfindung bestand, während der Herd am obersten Theil der CA und im LP sass und nur eine Schwellung der F_1 und der F_2 zum Theil bewirkt hatte, während die CP nur leicht abgeplattet, sonst normal, das Scheitelläppchen ganz intact war. Was diesem Falle besonderen Werth giebt, ist, dass er die rechte Hemisphäre betrifft; die linke ist überhaupt für die Entscheidung dieser Frage nicht zu brauchen, weil links das Scheitelläppchen zur absolut motorischen Gegend gehört. Allein ich erwähnte, dass nach Ferrier und nach Horsley und Schäfer der Gyrus fornicatus im ganzen Umfange der Sensibilität, namentlich dem Muskelgefühl, dienen solle. Wenn das richtig ist, so würde der in dem gedachten Gyrus befindliche Tochterknoten die Störung der Sensibilität nach den englischen Autoren wohl erklären; in keinem Falle aber käme dies der Nothnagel'schen Annahme zu Gute, man müsste sich denn vorstellen, dass gerade an diesem Orte (cf. Taf. D) die dem Muskelbewusstsein dienenden Fasern der Tiefe zustrebten.

Auffallend ist der Bericht über den Horsley-Ferrier'schen Fall, der mit anderweiten Erfahrungen in Widerspruch steht, auf dessen physiologische Tragweite Horsley selber übrigens kein grosses Gewicht legt, in welchem, nach der Exstirpation einer Geschwulst in der Gegend des Armcentrums, deutlichere Störungen der Sensibilität überhaupt erst später, und solche des Muskelbewusstseins einige Tage nach dem Auftreten der Störungen der Berührung und Localisation sich einfanden.[1]) Das schiene darauf zu deuten, dass nicht direkt in der motorischen Gegend, sondern in deren Nähe der Sitz der Sensibilitätsempfindungen im Allgemeinen sei. Vielleicht ist auch in der motorischen Zone nur soviel an Sensibilität enthalten, als zur Bildung kinästhetischer Empfindungen gehört. Die anderweite, namentlich die allgemeinen Sensibilitäts-Qualitäten: Schmerz, Temperatur-, Localisations-, Tastgefühl sitzen jedenfalls ausserdem auf weiten Gebieten des Gehirns zerstreut. Insofern hätte die Anschauung der Engländer von der sensiblen Werthigkeit des Gyr. fornicatus manches für sich, als derselbe die ganze Hemisphäre an der medialen Fläche umschliesst (Taf. I), nach Meynert's treffendem Ausdruck wie der Bügel das Portemonnaie. Möglich wäre auch, dass CP speciell für den Muskelsinn bedeutender wäre als CA. Das könnte man daraus schliessen, dass diese Windung nicht so ausgesprochen motorisch wie CA ist, welcher Meinung Nothnagel und Exner freilich nicht sind, der dagegen für den Affen, ausser Hitzig, n uerdings noch Horsley und Beevor beigetreten sind. Ferner daraus, dass die mit besonders feinem Muskelgefühl begabten Finger ihre Centren nach Ferrier in CP haben.

Soviel ich von Störung des Muskelsinns bei Rindenherden gesehen habe, war dieselbe stets der Ausdehnung nach begrenzter als die der übrigen Sensibilitätsqualitäten. Sie entsprach dem stärkst gelähmten Gliede auf der hemiplegischen Seite. Ich behandle gegenwärtig einen 24jährigen Mann, der mit reiner motorischer Aphasie und durchgehender rechtsseitiger Hemiplegie behaftet ist. Auch Krämpfe, welche bisher nur zur Nachtzeit auftraten und nicht genauer beobachtet wurden, sind vorhanden. Das stärkst gelähmte Glied ist die rechte Hand und die Finger, und hier findet sich auch hochgradige Störung des Muskelsinns, so dass passive Bewegungen garnicht erkannt, und ein oberhalb eines Sprenkissens aufgesetztes Gewicht von 5½ Kilo nicht empfunden wird. Temperaturunterschiede werden gefühlt; es besteht Hyperalgesie allenthalben, besonders auf der rechten Seite. Die Empfindung für Berührung und Localisation ist an Brust und Rücken, Hals, oberer Extremität, stark herabgesetzt, an Vorderarm und Hand aufgehoben. Die Anästhesie endet rechterseits mit dem Rippenbogen und an der Medianlinie. —

Gegen Bastian und Munk sprechen überdies noch eine ganze Reihe von Momenten, welche die Rolando'sche Gegend, als direct

---

[1]) Brain. April 1887 p. 94.

motorische, ganz deutlich kennzeichnen, und bei der Londoner Discussion grösstentheils zur Sprache kamen.

Hier finden sich allein im Gehirn jene grossen Betz'schen Ganglienzellen, welche den in dem Vorderhorn des Rückenmarkes befindlichen in gewissem Sinne gleichen. Die dem Markweiss angrenzende Schicht der grauen Substanz in dieser Gegend, welche die Betz'schen Zellen gerade beherbergt, ist nach Asch und Neisser am erregbarsten für den elektrischen Strom (Pflüger's Archiv Bd. 40 Heft 3 u. 4). Reizungen setzen bis in's Detail stets dieselben wohl characterisirten Zuckungen, welche den willkürlichen Bewegungen gleichen. Von hier gehen die Pyramidenfasern ab, die wir als motorisch anzusehen gewöhnt sind. Von hier aus erfolgen nach Exstirpationen und Verletzungen ganz besonders secundäre Entartungen derselben Stränge.

Mir möchte zudem scheinen, als ginge aus den physiologischen Experimenten von Munk bezüglich der Fühlsphäre gar nicht stringent genug deren Charakter eben als Fühlsphäre hervor. Denn Munk nahm dabei vorweg, dass die exstirpirte Gegend wirklich eine Fühlsphäre sei, weil er glaubte, durch die Wegnahme der Endstation der sensiblen Nervenbahnen auch die Motilitätsstörungen erklären zu können, umgekehrt aber die Motilitätsstörung nicht den Sensibilitätsverlust erklärte. Und sicher ist dies die einfachere Annahme und Erklärung der Erscheinungen; zudem träten noch die Gleichartigkeit in der Qualität mit Seh- und Hörsphäre und der Umstand hinzu, dass es alsdann möglich wäre, das ganze Grosshirn als ein lediglich sensoriellen und sensorischen Functionen[1]) dienendes Organ aufzufassen. Aber man kann und muss Munk den Einwand machen, dass er bei seinen Exstirpationen nicht nur die Endstation der Sensibilität für diese Theile, sondern auch die Anfangsstation der motorischen Impulse weggenommen habe, und dass daher die Lähmungen sich erklärten.

In der mehrerwähnten Londoner Discussion scheint man der Meinung sich zugeneigt zu haben, die Rolando'sche Gegend für senso-motorisch anzusehen. Auch Luciani und Seppilli haben die gleiche Meinung in ihrem Werke direct ausgesprochen.

Auch wir nehmen, bis hier sehr erwünschte anderweite Nachprüfungen Aufklärung geben, mit Hitzig, Schiff, Munk, Bastian und Luciani-Seppilli an, dass die kinästhetischen Empfindungen in der motorischen Gegend localisirt sind, und mit Ferrier, Nothnagel, Luciani-Seppilli gegen Munk, Bastian und Brücke, dass auch die motorischen Impulse direct von hier aus stattfinden.

Wir werden also das Fehlen der kinästhetischen Empfindungen als ein den Läsionen der motorischen Felder zugehöriges Symptom anzusehen haben. Bei Er-

---

[1]) Sensorium, also sensoriell; Sensus, also sensorisch = von den Sinnen kommend, wird correct geschrieben, nicht umgekehrt, wie vielfach geschieht.

krankung der Scheitelregion, durch welche die Fasern passiren, welche die gedachten Empfindungen leiten, können dieselben gleichfalls leiden, und zwar wäre Ataxie zu erwarten. Jedenfalls werden wir mit um so grösserer Sicherheit den Ort des Herdes in der motorischen Region diagnosticiren, je isolirteren subjectiven — (Parästhesieen, Aurae) — und objectiven Empfindungslähmungen, besonders des Muskelsinnes, wir in den Gliedern begegnen, welche zugleich mit Monoplegie, Frühcontractur, Monospasmus behaftet sind. Ein solches Zusammentreffen von vier eigenartigen Symptomen, deren jedes für sich allein eine Affection der Rolando'schen Gegend wahrscheinlich macht, an einem Gliede, erhebt die Diagnose fast zur Gewissheit.

Nur Weniges möchte ich noch über die Hemiamblyopie bei Fall VI und über die Aphasie und Anarthrie in Fall VII sagen. Die linksseitige Hemiamblyopie, denn dies war die Sehstörung bei Fall VI zum mindesten, konnte sehr wohl Fernwirkung sein, obgleich sie dafür etwas lang, fast 4 Wochen anhielt. Nach den Mittheilungen von Goltz, Hitzig, Loeb über die Entstehung einseitiger, homonymer Sehstörung nach Operationen am Stirnlappen der Hunde wäre, da der Tumor in CA oben sass und F_1 pathologisch verändert war, auch an eine analoge Wirkung desselben hier zu denken. Wir sind jedenfalls heute noch nicht im Stande, die Hemianopsie bei VI genügend zu erklären. In keinem Falle glaube ich aber, dass im Stirnhirn ein Centrum, lediglich für das gegenständige Auge bestimmt, vorhanden sei. Fürstner, dessen an und für sich werthvolle Beobachtungen an Paralytikern zu solchen Annahmen Anlass boten, hat behauptet, dass diese Kranken auf einem Auge rinden- oder seelenblind wären, und er hält diese Behauptung noch in einer neueren Publication zum Theil aufrecht (Archiv für Psych. u. Nervenkrkht. Bd. XVII p. 518).

Soviel ich an derartigen, anscheinend rinden- oder seelenblinden Paralytikern habe Beobachtungen anstellen können, konnte ich mir Ueberzeugung schaffen, dass sie auf dem anscheinend blinden Auge doch noch sahen. Um dies zu constatiren, verklebt man am besten das sehende Auge für einige Tage. Bei einem solchen Kranken, der vor wenigen Tagen bei uns starb und lange mit linksseitiger Lähmung und Anästhesie der linken Seite incl. Conjunctiva, nebst Déviation conjuguée der Augen nach rechts, mit anscheinender Blindheit des linken Auges dalag, konnte ich auf solche Weise eine hemianopische Störung an beiden Augen nachweisen, wobei das linke Auge allerdings stärker amblyopisch schien. Bei der Section sah man die rechte Hemisphäre auffallend bleich, die linke weinhefefarbig roth; beide Scheitellappen, besonders die Gyri angulares, stark mit der getrübten Pia verwachsen; dieselben Verhältnisse walteten in der Rolando'schen Gegend ob. Weniger afficirt war die Stirnregion. Gerade die Occipitalwindungen boten

---

[1]) Brain 1887 Aprilheft p. 94.

wenig Pathologisches, und es betraf eine geringe Verwachsung nur O_1 rechts, am Rande der Scissur. — Sicher darf man klinische Beobachtungen nicht von vornherein von unseren anatomischen und physiologischen Kenntnissen abhängig machen und einschränken wollen. Wo aber so sichere Thatsachen vorliegen, wie die ist, dass jeder Tractus opticus Fasern für beide Hemisphären enthält, da stellt sich die Sache anders.[1]) Wenn wir zudem das Verhältniss in Betracht ziehen, dass die äusseren, temporalen Netzhauthälften, welche von den gleichnamigen Hirnhälften herstammen, die bedeutend kleineren, die inneren, medialen, von den gekreuzten herstammenden dagegen die grösseren sind, so ist es begreiflich, dass das der Hirnverletzung entgegengesetzte Auge, welches den grösseren Netzhautausfall hat, im Vergleich zu dem gleichnamigen amblyopisch erscheint. Dazu kommt, dass ein blödsinniger Paralytiker mit dem äusseren peripheren Retinatheil sich nicht gut zurechtfinden kann, weil er nicht deutlich zu sehen und zu deuten versteht, dass manchmal Déviation der Augen nach dem Hirnherd hin und, wie es scheint, öfter Hemianästhesie, incl. Gefühllosigkeit der eigenthümlichen Fühlsphäre des Auges, entsteht, indem der Gyr. angularis des Scheitelhirns betheiligt wird. Jener Gedanke an ein Centrum, nur für das gegenständige Auge bestimmt, muss also fallen gelassen werden.

Ob rinden- oder seelenblind, immer muss die Empfindung des Sehens durch den Tractus opticus, und es kann daher centralwärts vom Chiasma nur hemianopische Sehstörungen geben.

Die Aphasie im Fall VII bietet trotz der Intactheit von linker F_3 des Gyrus angularis, der Schläfen- und Inselwindungen für die Erklärung keine Schwierigkeiten. Dieselbe war zuerst amnestisch, eine Folge der Mitleidenschaft weiter Gebiete des Gehirns. Hernach, als die ganze geschwollene motorische Gegend zu erweichen begann, wurden die Wege zwischen den verschiedenen Centren des Gehörs, des Gesichts etc. und dem motorischen Sprachcentrum gesperrt. Die Leistung einer Maschine, eines Gasmotors z. B., kann zum Stillstand gebracht werden dadurch, dass man die Maschine selber zerstört, oder dadurch, dass man die Gasröhren abschneidet, welche die Maschine speisen. So wurde auch hier durch Abschneiden der Wege, auf denen das motorische Sprachcentrum an Vorstellungen, Begriffen, Worten, Nahrung erhält, dieses ausser Function gesetzt, und durch Lahmlegung des Lippen-Zungencentrums und der von ihm ausgehenden, der Articulation dienenden Fasern die Articulationsstörung verursacht.

Die Operationen, welche die Chirurgen in neuerer Zeit am Schädel ausführten, haben, wie das in der menschlichen Natur liegt, begünstigt durch die antiseptische Methode, eine fortschreitende

---

[1]) Selbst Michel in seiner jüngsten Publication muss die Nothwendigkeit einer Semidecussation zugeben, wenn er auch annimmt, dass dieselbe nicht im Chiasma stattfindet.

grössere Kühnheit bekundet. Zuerst gab das Trauma, die Knochendepression, nebst den sogleich auftretenden oder bald daran geknüpften alarmirenden Hirnerscheinungen die Indication ab für das chirurgische Eingreifen. Schrittweise gelangte man, indem man von der gedachten Indication abwich, zu ganz anderen Anzeichen. Man trepanirte auch, wenn der Defect im Schädel, den die Verletzung gesetzt hatte, nicht unmittelbar wahrzunehmen war, sondern wenn man nur Spuren davon, Narben sah, oder wenn anamnestisch einigermassen genau eine Verletzung angegeben war und mit einigen beim Kranken vorhandenen prägnanten Hirnsymptomen stimmte, welche ungefähr auf den Ort bezogen werden konnten. Dann begnügte man sich mit der allgemeinen Annahme, dass ein Trauma erfolgt war. Endlich sah man auch vom Trauma ab und beachtete lediglich die Symptome.

Auch bezüglich derselben ist man, wie mir scheint, in den Anforderungen stetig herabgegangen. Man verlangte keine Lähmung mehr als Indication zum Trepaniren, man begnügte sich schon mit Jackson'schen Krämpfen oder mit einer localisirten, stetigen Aura, ja man hat selbst bei genuiner Epilepsie, wenn am Schädel irgendwo eine Narbe war, angeblich mit Erfolg trepanirt und ist soweit gegangen, Geisteskranken den Schädel anzubohren, welche irgend einmal an demselben ein Trauma erlitten haben sollten.

Die Indicationen für die chirurgische Behandlung der Hirnkrankheiten sind in einer vor Kurzem erschienenen Abhandlung des Herrn v. Bergmann ausführlich derart dargelegt und mit Beobachtungen begründet worden, dass wenig zu sagen bleibt, und ich auf dieselbe in allen Punkten verweisen muss. (Arbeiten aus der chirurgischen Klinik der Kgl. Universität Berlin. III. Theil. 1887, auch als Separatabdruck bei Hirschwald unter dem Titel: „die chirurgische Behandlung der Hirnkrankheiten" inzwischen erschienen.) Vom Standpunkte des inneren praktischen Arztes hätte ich einige Bemerkungen und Wünsche noch hinzuzufügen.

Herr v. Bergmann stellt den Satz auf, dass nur dann trepanirt werden solle, wenn aus den Symptomen auf die Anwesenheit einer organischen Erkrankung des Hirns zu schliessen sei. Das ist sicher die einzig begründete Indication. Man wird nicht fehl gehen, wenn man länger beobachtete Fälle mit Paralyse, Krämpfen im gelähmten Glied, Verlust des Muskelsinnes, vielleicht auch primären Contracturen, eventuell rein motorischer, dauernder Aphasie etc. zur Operation auswählt. Alles wird sich natürlich nicht beisammen finden lassen, und es wird von dem diagnostischen Scharfblick des Arztes abhängen, ob er z. B. bei Jackson'schen Krämpfen allein, wenn ein Trauma ausserdem vorangiug, schon genügende Ursache dazu zu haben glaubt.

Jedoch muss bemerkt werden, dass acut auftretende Jackson'sche Krämpfe, selbst wenn die krampfenden Glieder paretisch, sogar monoparetisch werden, keine Sicherheit gewähren für die Anwesenheit einer organischen Krankheit, und natürlich auch nicht für einen erkennbaren Sitz. Die Fälle von Senator.[1]) Landouzy und Siredey[2]) und der von uns durch Sebastian Levy mitgetheilte (Allgemeine Zeitschrift für Psychiatrie, Bd. 42, p. 96) ergaben, trotz Monoplegie und Jackson'scher Krämpfe, doch nach dem Tode einen negativen Befund.

Die Operationen bei seit längerer Zeit Epileptischen, selbst wenn deren Anfälle vielleicht typisch beginnen, geben wenig Aussicht, auch wenn Trauma vorangegangen. Das muss uns aus Hitzig's Untersuchungen einleuchten, der bei Thieren, denen er das Centrum für eine Vorderextremität z. B. exstirpirte, bald früher, bald später, einmal schon am Tage nach der Operation, epileptische Anfälle auftreten sah, während bei der Section doch nur die gesetzte Rindenverletzung constatirt werden konnte (l. c. p. 271). Das begreift sich ferner aus den Experimenten von Luciani und Unverricht, welche darthun, dass nach Exstirpation eines in Krampfzustand versetzten Centrums die Krämpfe keineswegs sistiren, sondern, wenn der Reiz stark genug ist, mit Ueberspringung des ausgeschalteten Centrums, die anderen Centren befällt. Nur im Anfang eines einmal erzeugten Anfalles von Rindenepilepsie kann die rasche Exstirpation der motorischen Zone (Heidenhain), oder des krampfenden Feldes (Munk) die Krämpfe sistiren. Ob für immer, ist mehr als fraglich, denn Goltz behauptet mit positiver Bestimmtheit, dass gerade diejenigen Thiere, denen die sogenannten motorischen Centren in grösster Ausdehnung weggenommen waren, am meisten der Gefahr unterliegen, tödtlichen epileptischen Krämpfen zum Opfer zu fallen (Pflüger's Archiv XXIV, p. 479). An der Stärke des Reizes darf bei Epileptischen nicht gezweifelt werden, denn das ist eben ihr Leiden, dass ihr labiles, psychisches und nervöses Gleichgewicht die Auslösung von Krämpfen mit Leichtigkeit gestattet. Der Ausspruch v. Bergmann's, dass man zur eventuellen Operation die traumatisch entstandenen Fälle Jackson'scher Epilepsie auswählen solle, muss uns zunächst durchaus massgebend sein. Ausserdem wäre es rathsam, auch nach glücklich vollführter Operation bei allen Kranken, die Krämpfe halber trepanirt wurden, die innere Therapie nicht zu vernachlässigen, ihnen Bromide zu geben etc., um ihr Nervensystem gegen Reize abzustumpfen.

Darüber ist heute alle Welt so ziemlich einig, dass Abscesse angestochen werden müssen, wenn man ihren Sitz kennt, und dass man sich dabei nicht scheuen darf, selbst in die Tiefe zu gehen.

Bei Tumoren wird die Indication eingeschränkt. Es heisst, man solle nur solche Neubildungen zu exstirpiren unternehmen, welche peripheren Sitz haben, z. B. von der Dura ausgehen, bei denen man annehmen kann, dass sie nicht zu gross, nicht multipel, nicht infiltrirt, sondern scharf begrenzt seien und an keiner lebenswichtigen Stelle sich befänden, denn bei infiltrirten Tumoren oder

---

[1]) Berl. klin. Wochenschr. 1879, p. 75.
[2]) Revue de médecine 1884, p. 984.

bei malignen, welche weit verzweigte secundäre Knoten treiben, wäre die Operation unmöglich.

Indessen darf man von einer Diagnose auch nicht zu viel verlangen. Manches ist selbst bei ganz äusserlich gelegenen Geschwülsten vorher zu wissen unmöglich, z. B. ob sie mit einem Nerv oder Gefäss verwachsen sind, wie weit sie in die Tiefe gehen u. dgl. Um wie viel mehr werden wir bei Hirntumoren genöthigt sein, erst bei der Operation, von manchen Verhältnissen Kenntniss zu erlangen. Sind wirklich multiple Geschwülste vorhanden, wie z. B. in den von mir demonstrirten Tuberkelfällen, so wird wenigstens das fortgenommen, was die Reiz- und Lähmungssymptome, die bedrohlichen Erscheinungen macht, welche uns die Diagnose ermöglicht hatten, und es kann auf diese Weise das Leben verlängert werden. Wir müssen uns ferner klar sein, dass wir bei der Schwierigkeit der Diagnose oft nicht in der Lage sein werden, dieselbe zeitig genug mit wünschenswerther Exactheit zu stellen, so dass z. B. die Entwickelung von secundären Knoten, wie in Fall VI geschehen, verhindert würde. Es wird oft zum Operiren zu spät sein. — das Alles darf nicht entmuthigen.

Wenn die Schädelkapsel eröffnet wird, so darf man nicht immer erwarten, die Dura gespannt, das blossgelegte Gehirn geschwollen und hervorquellend zu erblicken. Mit Rücksicht auf Fall VII, bei welchem die erkrankte linke Hemisphäre sogar verkleinert gefunden wurde, als sie mit der Dura bedeckt war, und die Schwellung der Windungen erst nach Ablösung der Pia hervortrat, wäre zu rathen, mehr dem Gefühl als dem Auge zu vertrauen. Hat man nicht alle Symptome beisammen, und trepanirt man namentlich lediglich auf Grund von isolirten Reizerscheinungen, so ist zu erwägen, dass ein Herd, nach vorn oder nach hinten von einem motorischen Feld gelegen, am ehesten Reizsymptome und selbst Lähmungen setzen kann, welche denen gleich kommen, die das betreffende Feld selber giebt. Die motorischen Felder sind nun nach horizontaler Richtung weniger verschieden, dahingegen zeigen sie beträchtliche Unterschiede nach verticaler Richtung von oben nach unten, indem ihrer Function nach ganz verschiedene Centren übereinander gelagert sind (cf. Tafel A und B). Daher empfiehlt es sich, die Trepanationsöffnung über dem vermutheten kranken Felde nach horizontaler Richtung grösser zu machen, weil nach horizontaler Richtung die präcise Angabe eines Herdes schwieriger und Irrthümer in der Localisation leicht möglich sind.

Ein durch Drummond jüngst mitgetheilter Fall (Lancet, 17. Juni 1887) von einem Abscess der motorischen Gegend bei einer 29jährigen Frau mit Empyem legt den Wunsch nahe, die Oeffnung im Schädel so gross zu machen, als es irgend möglich ist. Es scheinen indess hier bestimmte Grenzen gegeben zu sein, da eine zu grosse Schädeleröffnung nach v. Bergmann Hirnödem bewirkt. Durch die nothwendige Unterbindung grösserer Venenstämme wird der freie Abfluss des Blutes aus der Schädelhöhle gestört und retardirt.

und durch den Wegfall eines grösseren Fragments des knöchernen, unnachgiebigen Schädeldaches, mit dem durch dasselbe auf das Gehirn geübten Druck, ein die Circulation der Lymphe förderndes Moment beseitigt. Eine weitere Gefahr ist der Tod durch Shock, welcher nach Suckling wegen der Nähe der Medulla oblongata, besonders bei Operationen am Cerebellum, zu fürchten ist und in den von Bennet May, Horsley und Suckling operirten Fällen auch erfolgte. (Lancet 1887. October, p. 656.) Nach dieser Richtung müssen weitere Erfahrungen gesammelt werden, welche über die möglichste Grösse einer Trepanationsöffnung uns belehren, ohne dass wir solche Gefahr laufen. In Drummond's Fall traten zu einem Schüttelfrost und Kopfschmerz in der linken Scheitelregion, neben beginnender Neuritis optica an beiden Augen, Krämpfe ein, die mit dem rechten oberen Augenlid begannen und Gesicht und Rücken ergriffen, dann fand sich Steifigkeit im rechten Bein, dann sprang der Krampf auf das linke Gesicht und die linken Extremitäten über, und endlich hatte man Convulsionen des ganzen Rumpfes, Bewusstseinsverlust nebst Secessus inscii. Nach zehn solchen Anfällen blieb Déviation conjuguée der Augen und des Kopfes dauernd zurück, ebenso Lähmung am rechten Bein und Arm, während die linksseitigen Extremitäten rigide waren und passiver Bewegung widerstanden. Motorische Aphasie. Bewusstsein umnebelt. — Operation am Schädel über dem Facialiscentrum. — Dieselbe ist vergeblich; weder an der geöffneten Stelle, noch seitlich davon entleert sich auf einen Stich Eiter. Dessen ungeachtet ist Tags darauf das Bewusstsein schon vorhanden, die Krämpfe haben nachgelassen, die Fähigkeit zu sprechen ist zurückgekehrt und es besteht keine Paralyse mehr. Nach einigen Tagen, vor ihrem Tode, traten Delirien auf, in denen die Kranke sprach und sogar herumlief. Bei der Autopsie fand sich hernach die gesetzte Trepanöffnung $2^{1}/_{4}''$ lang, $2^{3}/_{4}''$ breit. Das hintere Dritttheil von F_2 links war um das Dreifache geschwollen, haftete der Pia fest an, und hier befand sich ein haselnussgrosser Abscess.

Dieser Fall lehrt ausserdem, dass die blosse Trepanation schon eine Druckaufhebung bewirkt, und Lähmungen und Sprachstörungen ohne Weiteres durch dieselbe sich zurückbilden können.

Dasselbe zeigt eine von Robert F. Weir in New-York mitgetheilte interessante Krankengeschichte[1] einer mit Sarkom behafteten Frau, die deswegen schon vier Mal operirt war. Verleitet durch isolirte Zuckungen am linken Bein und eine partielle Lähmung des linken Armes, stellte man die Diagnose auf einen Herd in der rechten Rolando'schen Gegend, obgleich manche, nebenbei vorhandene anderweite Symptome hätten die Diagnose in andere Wege leiten sollen. Man operirte, fand Nichts. Die Wunde heilte.

[1] London Medical Record 1887, p. 236. Es ist dies wohl der, in der v. Bergmann'schen Arbeit als zweiter Birdsall'scher citirte Fall, welcher in Medical News 1887, Vol. I, p. 273 mitgetheilt ist.

trotzdem das Hirn zuerst hernienartig in Hühnereigrösse vordrängte, so dass die Hälfte des Prolapses vor dem Nähen abgeschnitten wurde. Auch nachher war der Druck wenig vermindert, denn abermals erfolgte eine Vorwölbung des Gehirns durch die Knochenlücke und unterhalb der verheilten Hautdecken in gleicher Grösse. Tod nach 2½ Monaten. — Man fand an der Hirnbasis einen grauen, durchsichtigen Tumor, von der Unterfläche der linken Kleinhirnhälfte ausgehend, welcher die Medulla oblongata, den vierten Ventrikel und die hintere seitliche Region des Wirbelcanals zwischen Dura und Pia in einer Ausdehnung von fast 4" ergriffen hatte. Trotz der missglückten Operation hörten doch Kopfschmerz und Zuckungen gänzlich auf, und es machte sich selbst eine zeitweise Besserung der gelähmten linken Seite bemerklich. —

Solche Fälle lassen uns die Frage erwägen, in wie weit durch ausgiebige Oeffnungen des Schädels das bei den verschiedenen Hirnleiden bedrohlichste Symptom, der Hirndruck, hintangehalten und beseitigt werden kann.

Bei den Tumoren des Gehirns sterben die Kranken viel weniger durch die Geschwülste selber, insofern diese Theile im Gehirn zerstören, an deren Existenz das Leben unmittelbar gebunden ist. Es ist vielmehr der durch jene Läsionen geübte Druck und die durch sie veranlassten Circulationsstörungen welche Hirnlähmung und Tod herbeiführen. Dafür scheint mir der bereits erwähnte Leichenbefund zu sprechen, dass man neben den Tumoren kleinere und grössere Blutungen in Pons und Medulla oblongata, trotz im Uebrigen anämischer Beschaffenheit der Hirnmasse, häufig sieht.

Schon Magendie hat in seinen „Leçons sur les fonctions et maladies du systeme nerveux", Paris 1839, p. 196—199, über Versuche berichtet, die er nach dieser Richtung gemacht hatte, welche er Wollaston in London damals zeigte. Er brachte Thieren durch Stiche in die Hemisphären Blutungen bei; die Thiere wurden gelähmt und comatös. Nun eröffnete er schnell den Schädel, reizte einen ihm bekannten Nodus cursorius, und das Thier kam nicht nur wieder zu sich, sondern lief lebhaft umher.

Es würde sich fragen, ob man nicht in manchen Fällen von Hirnblutungen zur Aufhebung des Druckes trepaniren solle, damit die Blutung Zeit zur Resorption gewinne. Sicher würde man chirurgisch vorgehen, wenn man wüsste, dass schlimmsten Falles mit der Trepanation nicht geschadet werde, dass insbesondere nicht durch die plötzliche Aufhebung des Druckes an einer grösseren Stelle, ausser gefährlichem Prolaps und Hirnödem, erneute Blutung im Innern und erhöhte Lebensgefahr entstünde.

Bei peripheren meningealen Blutungen sind bereits Operationen von günstigem Verlaufe bekannt.

Macewen trepanirte, ohne dass eine Schädelverletzung bestand, über der CA, fand daselbst Blutung und Entzündung. Heilung nach acht Monaten. Ebenso hat Demous durch Incision eines hämorrhagischen Herdes Heilung erzielt. Auf dem Congress italienischer Chirurgen hat Ceci den Fall eines 52jährigen Bauern mitgetheilt, welcher sich durch einen Sturz das Scheitelbein verletzt hatte, das mit seichter Depression verheilte. Zwei Monate später Schwäche im linken Fuss und allmähliche vollständige Hemiplegie. Unwillkürlicher Harnabgang. Sopor. — Trepanation: Dura mit Knochen verwachsen, auffallend dick, blau durchscheinend. Unter derselben flüssiges, mit alten Gerinnseln vermischtes Blut. Kein Eiterherd in der Nähe. Genesung. Vollständige Zurückbildung bis auf leichte Parese der linken Hand. Die Besserung hielt noch ein halbes Jahr später an.

Die Ausräumung eines peripher gelegenen Blutherdes, wenn man das Glück hat, gleich darauf zu treffen, scheint demnach für den Operateur eine dankbare Aufgabe zu sein. Würde aber die Trepanation auch nützen, oder wenigstens nicht schaden, wenn man auf die Blutung nicht trifft? Wird es weiteren Erfahrungen und verbesserter Technik gelingen, den Gefahren des Prolapsus, des Oedems und anderer Folgezustände zu begegnen? Leider dürften experimentelle Vorstudien hier nicht in dem Grade wie anderswo leitende Gesichtspunkte liefern. Gerade durch das different construirte, und in Bezug auf geistige Fähigkeiten anders geartete Seelenorgan besteht der tiefe Unterschied zwischen Mensch und Thier. Nun ist das Gehirn kein Uterus, der sich Alles bieten lässt. Nach operativen Eingriffen bleiben Narben zurück, können Schrumpfungen, secundäre Degenerationen eintreten, die beim Thiere vielleicht nichts zu sagen haben, den Menschen aber blödsinnig, epileptisch etc. machen und den durch die Operation erzielten Gewinn sehr fragwürdig gestalten können. Andererseits haben wir meistentheils nichts zu verlieren. Wenn anscheinend nicht viel durch diese Operationen zu gewinnen ist, so stehen wir doch erst am Beginn der chirurgischen Behandlung von Hirnkrankheiten, und Niemand wird von vornherein der Wissenschaft und dem praktischen Handeln, welches darauf basirt, Grenzen stecken, oder dasselbe ablehnen wollen, weil häufig Irrthümer und Misserfolge es begleiten.